代は
低栄養を
防ぐが勝ち！

シニアの手間なし 栄養ごはん

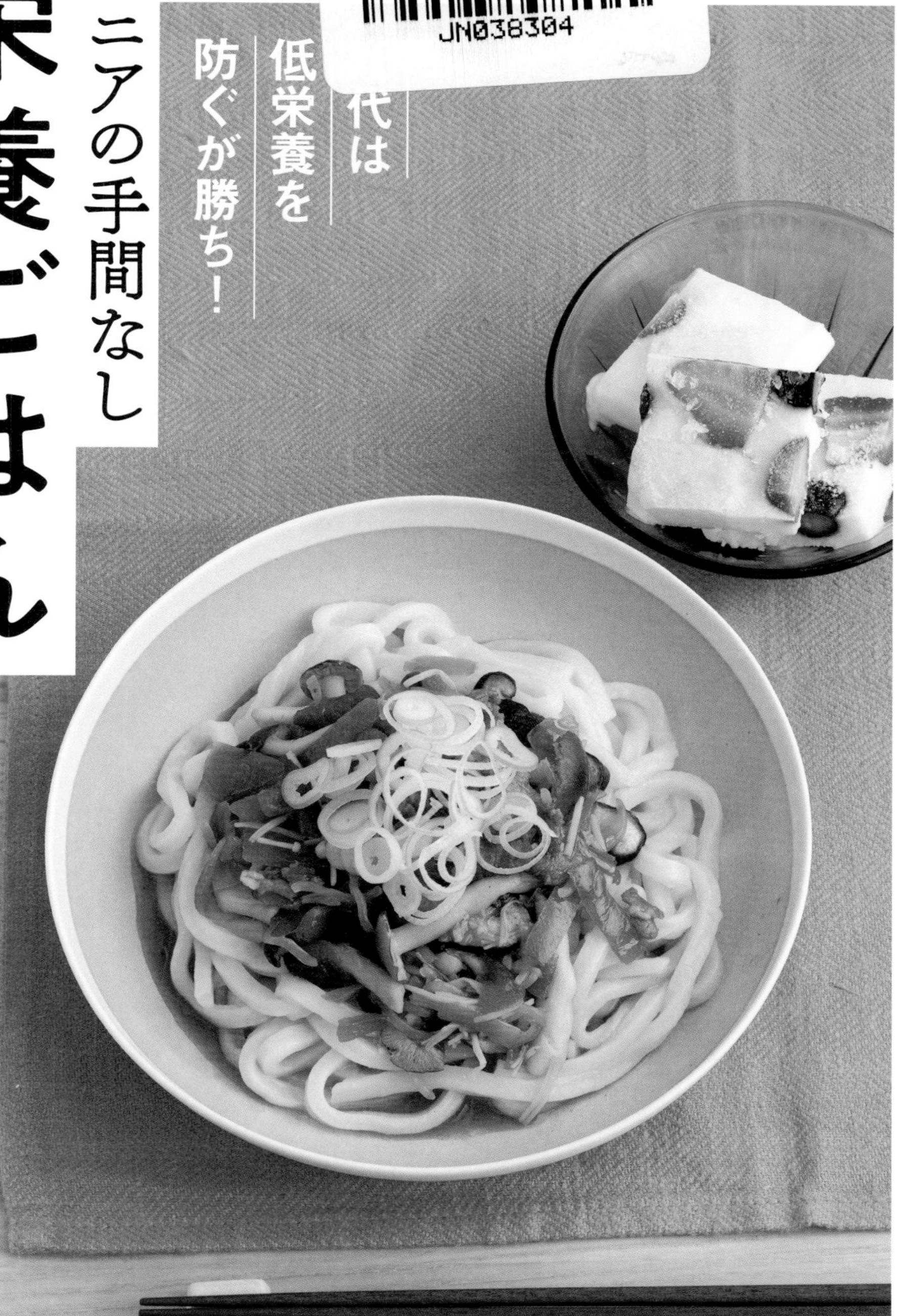

認定在宅訪問管理栄養士
米山久美子

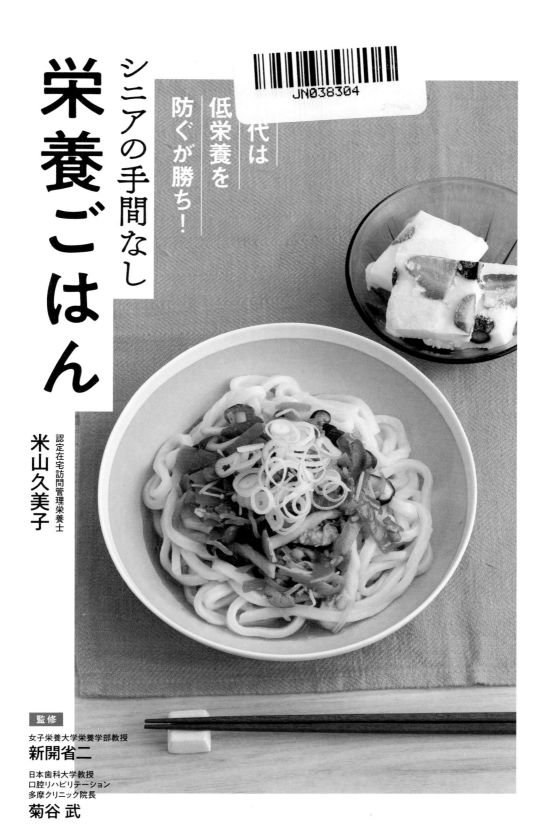

監修
女子栄養大学栄養学部教授
新開省二

日本歯科大学教授
口腔リハビリテーション
多摩クリニック院長
菊谷 武

主婦の友社

70代は低栄養を防ぐが勝ち！
シニアの手間なし栄養ごはん

この本について

人生100年時代をずっと元気に過ごすためには、70代がカギに！
健康を維持するために最も基本となるのが、毎日の食生活です。
70代は、やせすぎない、太りすぎない体を意識する時期！
これまでとは違って、必要な栄養素が不足しない食事がポイントになります。
本書を使って低栄養にならない健康な体づくりを目指し、
骨を丈夫にして筋肉もつけ、
元気に80歳の壁も90歳の壁も、どんどん乗り越えていきましょう。

しっかり栄養をとって、70代からの健康を守る

5つのポイント

Point 1 低栄養にならない食事

Point 2 たんぱく質は毎食とる

Point 3 10の食品群を毎日とる

Point 4 手間なく簡単に栄養をとる

Point 5 かむ力、飲み込む力を衰えさせない

よくわかる70代の体と栄養

70代はこれまでと何が違うのか、
表やイラストを使いながらわかりやすく解説

わかりやすい！

第3章

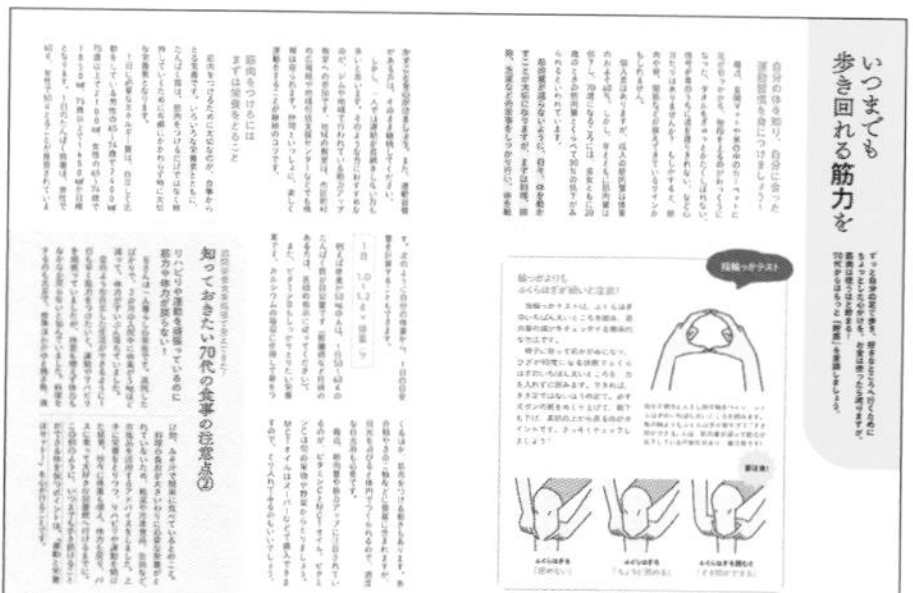

第1章

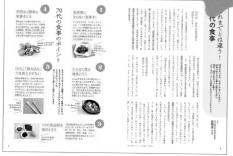

栄養たっぷり！

バラエティー豊かなレシピ70品！

☆レシピの見方、使い方は22ページに

レシピの文字が大きくて見やすい！

缶詰、カット野菜など便利な食材を多用

簡単、ラクラク3ステップ調理

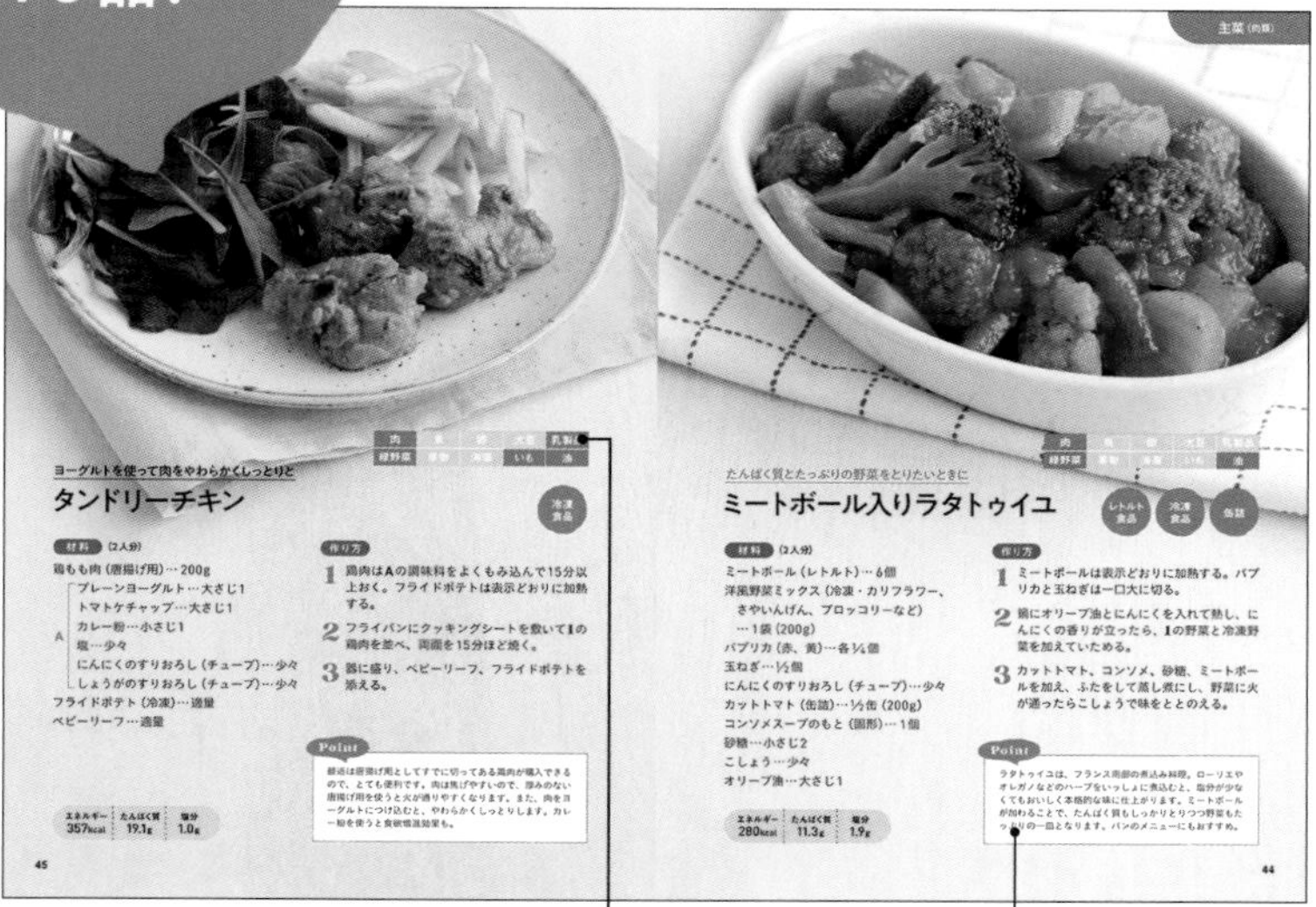

訪問栄養のプロが伝授

ここに注目！

10の食品群がひと目でわかる！

ここに注目！

レシピの栄養アドバイス

1日分の献立例を見て、自分の献立をチェック

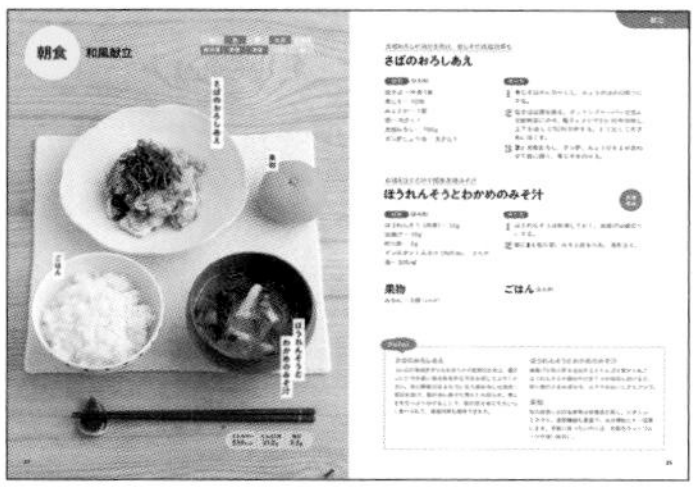

朝・昼・夕の和風・洋風献立

➡26ページへ

ランチにおすすめ

すぐに使えるレシピ

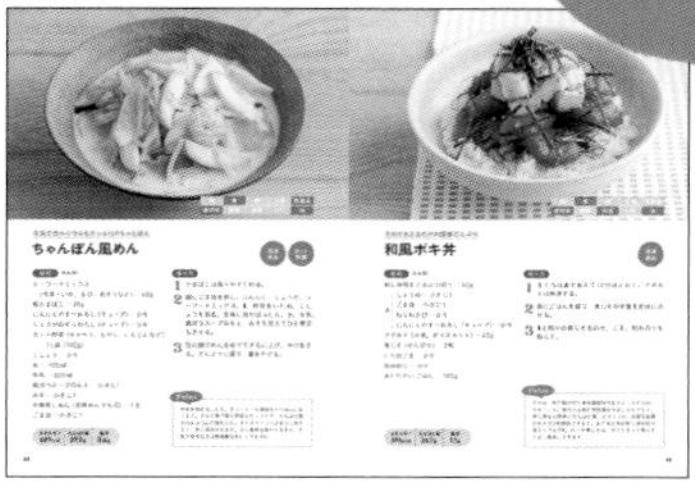

ワンプレートの満足レシピ

➡63ページへ

「10の食品群」をまんべんなく！ 献立にとり入れたい栄養レシピ

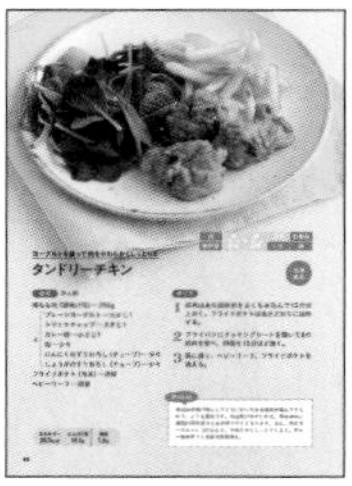

主菜

➡38ページへ

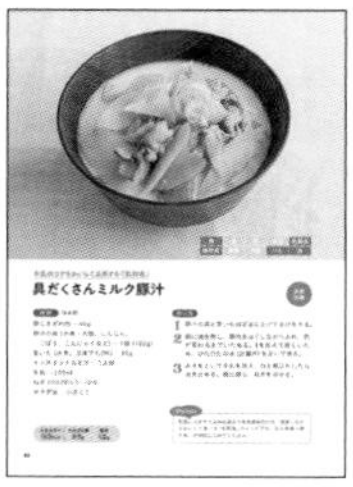

汁物

➡60ページへ

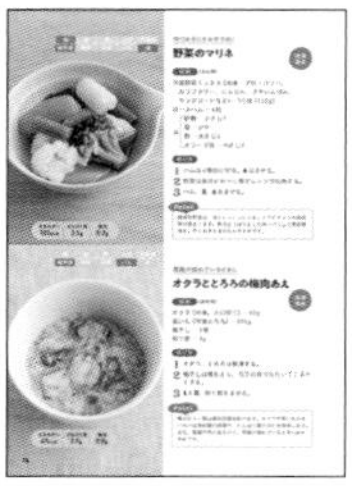

副菜

➡70ページへ

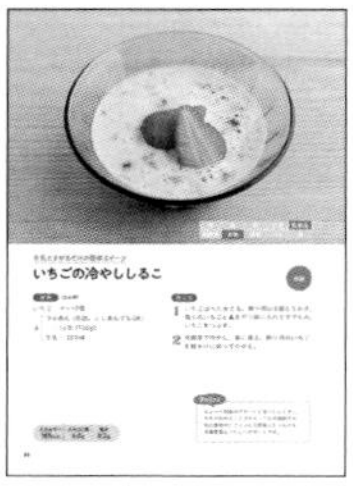

デザート

➡81ページへ

もくじ

第1章 70代の体と栄養

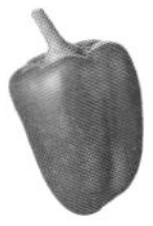

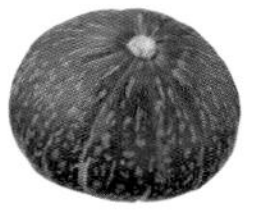

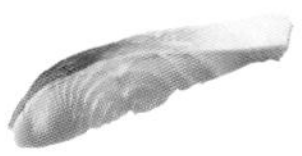

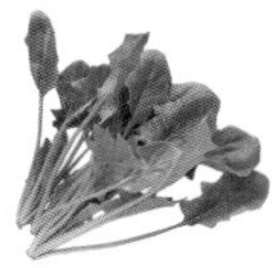

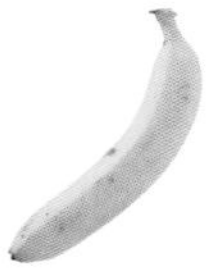

第2章 70代のための手間なし栄養レシピ

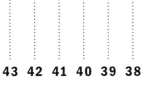

汁物

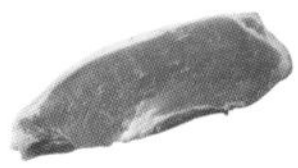
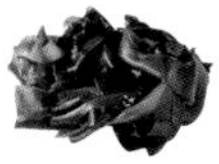
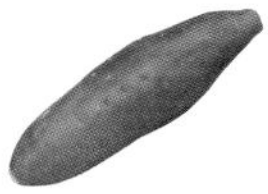
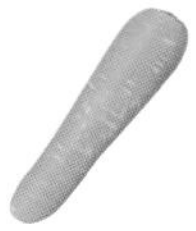
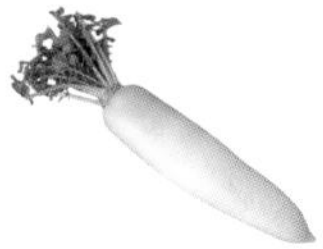

ワンプレート・鍋

副菜

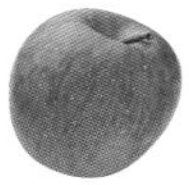
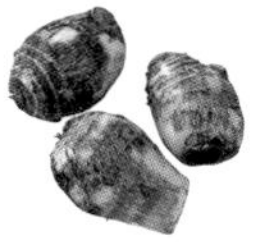
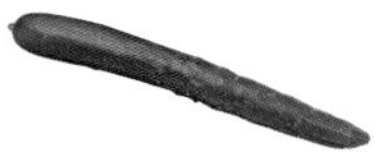
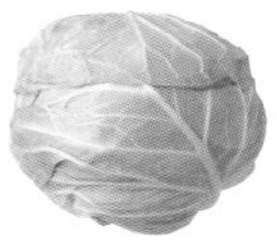
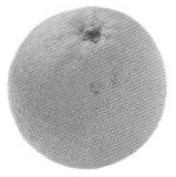

STAFF
装丁・本文デザイン　蓮尾真沙子（tri）
撮影　佐山裕子、松木 潤（p.4〜6、85、88／主婦の友社）
イラスト　Igloo*dining*（p.13、21、86、90）
DTP　鈴木庸子（主婦の友社）
調理・スタイリング　ダンノマリコ
調理アシスタント　岩﨑由美
協力　加藤知子（食サポートオフィス）
編集　中野明子（BBI）
編集担当　町野慶美（主婦の友社）

第1章

70代の体と栄養

80代、90代を元気に過ごしていくために、70代はとても大事な時期です。これまでと同じようにしていては、いけないこともあります。まずは基本となる5つの「70代の食事のポイント」を中心にお話を進めていきましょう。

これまでとは違う！70代の食事

70代になったら、やせてなんていられない！元気にはつらつと暮らし続けるために、50代、60代とはちょっと違う、ステップアップした食事へとギアチェンジしましょう。

監修
女子栄養大学栄養学部教授
新開省二先生

70代は、長年の食習慣を見直すとき！

これまで、生活習慣病やメタボリックシンドローム予防の食事を心がけてきたと思います。しかし、70代になったら、「80代になっても90代になっても、しっかりかんでおいしいものを食べて、自分の足で行きたいところに行き、好きなことを続けながら暮らしていけるためのステップアップした食事」にシフトしていくことがとても大事になってきます。

そのためにはまず、「低栄養にならない食事」を心がけてください。「低栄養なんて私には無縁だわ」と思っていても、加齢とともに消化・吸収機能、かむ力や飲み込む力、食欲の低下などにより、エネルギーやたんぱく質などの必要な栄養がとれずに低栄養になりやすいのです。

厚生労働省の調査では、65歳以上の高齢者の男性の約12%、女性の約21%が低栄養の傾向にあるとの報告がされています。※

また、不必要なダイエットをすることも低栄養になる原因の一つ。「やせている＝健康」というイメージにとらわれ、なかなかその考えから抜け出せないかもしれませんが、ここで一歩踏み出せた方が勝ち組です。

70歳を過ぎたら、ぜひ健康的なふっくら美人、ふっくらカッコいいを目指してください。結果として、生き生きと自分らしく過ごせることにつながります。

生涯元気な体を維持するために

多くの皆さんは、「生涯元気に歩いて、好きなことを続けるために筋力をつけておきたい」と、日々、ウオーキングやジム通いなどを頑張っていると思います。

しかし、活動量に見合った必要な栄養がとれていなかったり、不必要なダイエットや、好きなものだけに偏った食事をとり続けていたりすると、筋力アップどころか筋肉がつかず、ときには減少してしまうことも。ぜひ、運動といっしょに、栄養バランスのいい食事を心がけてください。

とはいえ、「バランスよくいろいろな種類の食品を食べることはなかなかむずかしい」と感じる方もいるのではないでしょうか？

そこで、賢く無理なく必要な栄養がとれるヒントをお伝えしていきたいと思います。

皆さんにいつまでも元気ではつらつと暮らしていただくために、基本となるのは「70代の食事のポイント」の5つです（9ページ参照）。生涯元気に過ごすための「おいしい栄養」をいっしょに実践していきましょう！

※厚生労働省 令和元年「国民健康・栄養調査」

70代の食事のポイント

あれもこれもやろうと頑張っても、長続きしません。まずはこの5つのポイントを心がけてみてください。それぞれについては、10ページから詳しくご紹介していきます。

1 低栄養にならない食事を!

テレビやラジオ、インターネットには、「この食品を食べると体にいい」という情報があふれています。情報に敏感になることは大切ですが、まずは、いろいろな食品を食べて栄養素を過不足なくとることを目指しましょう。

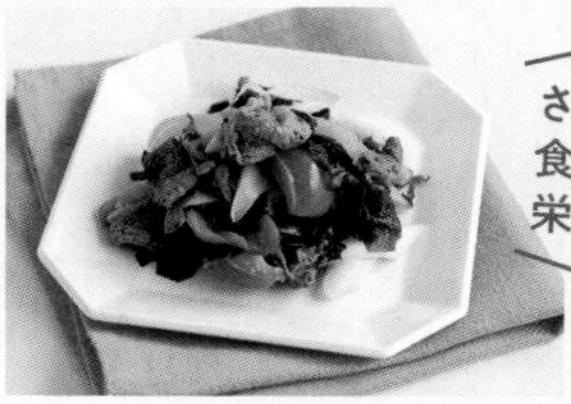

さまざまな食材を使って栄養バランスよく

2 たんぱく質は毎食とろう

たんぱく質を多く含む食品をしっかり食べることが大事です。たんぱく質が不足すると、筋肉の減少にもつながります。毎食食べないと、1日に必要なたんぱく質はなかなかとりきれません。意識して食事にとり入れましょう！

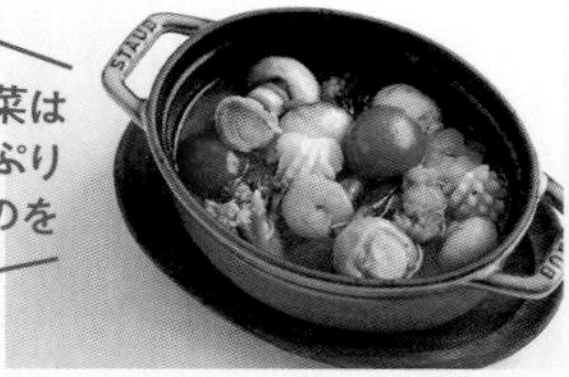

主菜はたんぱく質をたっぷりとれるものを

3 10の食品群を毎日とろう

10の食品群をとることが推奨されていることを知っていますか？ 肉、魚、卵、大豆、牛乳・乳製品、緑黄色野菜、果物、海藻、いも、油の10の食品群を毎日とることで、低栄養を予防します。

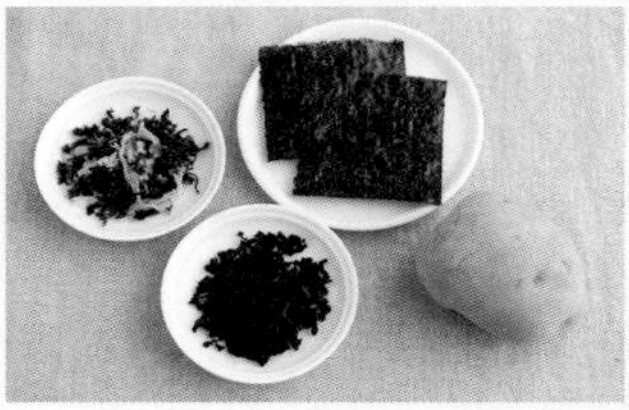

忘れがちな食品も積極的にとろう

4 手間なく簡単に栄養をとる

現代はとても便利な時代です。一から手づくりしなくても、下処理された食材やレトルト食品、缶詰、冷凍食品、総菜などを手軽に入手できます。「手抜き」などと思わず、上手に賢く活用することがカギ。

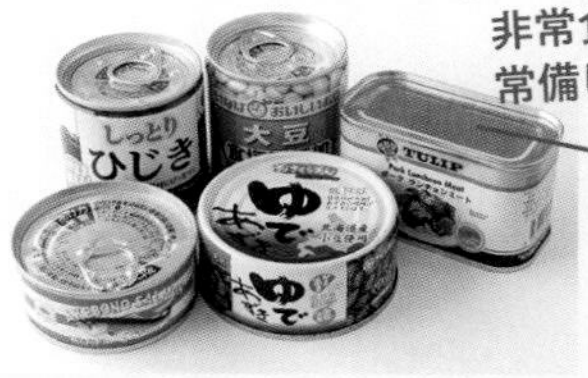

非常食にもなる缶詰は常備して上手に活用

5 「かむ」「飲み込む」力を衰えさせない

最後の最後まで、自分の好きなものを食べて過ごしたいと思いませんか？ 体と同じで、かんだり、飲み込んだりする力もだんだん衰えてきます。日ごろからお口のケアを心がけ、しっかりよくかんで食事をしましょう！

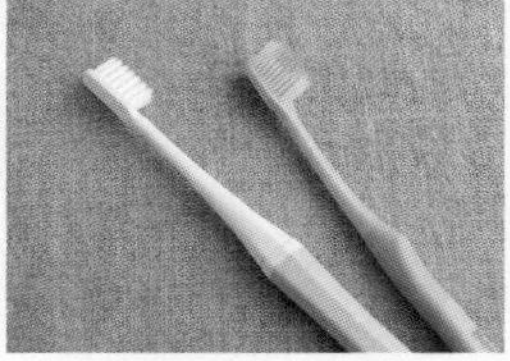

虫歯を予防するためにも夜の歯みがきは徹底的に

1

低栄養にならない食事を！

気づかないうちに低栄養になっていることもあります。日ごろから栄養たっぷりの食事を心がけ、食事を楽しみながら、低栄養にならないように予防しましょう！

低栄養とはどんな状態のこと？

「70代は低栄養になりやすい」というお話をしましたが、「低栄養」を一言でいうと、「体を維持するために必要な栄養素が不足してしまっている状態」のこと。

年を重ねることによる体の変化や、持病による体の衰え、経済的な問題、一人暮らしや、身近な人やペットなどを失った喪失感など、原因はさまざまです。そのような状況になると食欲の低下や、偏った食事につながることがあります。

そして、必要な栄養がとれなくなると、体重の減少や体力の低下もみられ、疲れやすくなって活動量が減ります。結果としておなかがすかず、食欲が低下して、さらに低栄養となる悪循環にもなります。

主食、主菜、副菜を基本にいろいろな食品を食べましょう

必要量の栄養をとるために、簡単にできることがあります。それは「主食、主菜、副菜」を食べること。当たり前のことのようですが、気を抜くと何かが足りなくなっていることも。主食（ごはん、めん類、パンなど）、主菜（肉、魚、卵などのメインのおかず）、副菜（主菜以外のおかず）をそろえることで、食品に含まれる、たんぱく質、脂質、炭水化物、ビタミン、ミネラルの5大栄養素をとることができます。

元気に過ごすためには、5大栄養素をまんべんなくとることが大切ですが、もう一つ忘れてはならないのが、食物繊維です。最近では5大栄養素ではなく、食物繊維も加えて6大栄養素と呼ぶこともあります。

低栄養だと体にどんな影響がある？

知らないうちに衰えていきます

「低栄養」だと何が問題なのでしょうか？その具体的な理由がわからないと、なんとなくぼやっとしてしまいますよね。低栄養になることで、体にどのような変化が表れるのか、いくつかポイントをしぼってそのリスクをみていきましょう。

粗食による低栄養で老化がすすむ

粗食による低栄養は老化を早めるといわれていますが、いろいろな食品を食べて低栄養を予防すると、老化のスピードを遅らせることが明らかになっています。

認知症のリスクがアップする

近年、低栄養と認知症に関する研究が多く行われています。低栄養が認知症のリスクになるという報告もあり、栄養状態を良好に保つことがすすめられています。

鉄分などの不足で貧血を起こしやすくなる

高齢者の場合、病気による貧血もみられますが、低栄養により鉄分などの栄養素が不足することで、症状がないまま気がついたら鉄欠乏性貧血になっていることも。

骨量が減り、骨折しやすくなる

低栄養の人は、骨の主成分になる栄養素も十分にとれていないことが多く、骨がもろくなり、筋肉量や骨量が減り、転倒や骨折のリスクが増加するといわれています。

おいしく食べて、低栄養にならない体を目指しましょう！

元気な体で過ごしましょう！ 目安はBMI値とFFMI値！

体格の目安	筋肉量の目安
BMI（ビーエムアイ）とは？ BMIは身長・体重のバランスや肥満ややせなどの目安になります。70歳以上の場合は21.5〜24.9が目標です。	**FFMI（エフエフエムアイ）とは？** 体重から体脂肪量を除いて計算し、筋肉量を知る指標となります。男性は16以上、女性は14以上が目標です。

BMI値　20以上を目標に！

やせすぎ注意

計算式　**BMI＝体重（kg）÷身長（m）÷身長（m）**

60歳以上になると、BMI値が低いほど総死亡率が高い傾向があることが報告されています。日ごろからBMI値が20を下回らないようにしましょう。

FFMI値　男性16以上、女性14以上を目標に！

筋肉減少注意

計算式　**FFMI＝除脂肪体重（kg）÷身長（m）÷身長（m）**

【除脂肪体重＝体重（kg）ー体脂肪量※（kg）】
※体脂肪量は、体重×体脂肪率÷100で求めます。
体脂肪計のついた体重計で自分の体脂肪率を確認して体脂肪量を計算し、上の式に当てはめて計算します。
FFMI値は、現在の筋肉量を知る目安になります。大切な筋肉量を減らさないように、目標値以上を目指しましょう。

参考：『生活体力を保つ新しい目安』『健康長寿新ガイドライン エビデンスブック』（社会保険出版社）

3食にこだわらず間食を上手に活用して

昔にくらべると、だんだん活動量が少なくなり、あまり空腹を感じないため、食事の量が減っている方が多くみられます。

しかし、元気に自分らしく暮らしていくためには、しっかり活動しながら、その活動に見合った食事をきちんととる必要があります。とはいえ、食事量が減っている方が、3食で必要な栄養量をとるのはむずかしいことです。そこで、ぜひ「間食」を味方につけてください。ヨーグルトや果物、おにぎり、サンドイッチなど、簡単に食べられるものを活用しましょう。

また、1回の食事量が普通の食事の半分程度しか食べられない方は、1食を2回に分けて、10時や15時など間食の時間に食べるのもおすすめです。1日を通して、無理なく必要な栄養をとれるようにしていきましょう。

栄養をとるだけではなく食べることを楽しんで

人生100年時代といわれる今、1日3回食事をすると、70歳であれば100歳までに3万2850回食事をすることになります。

「食べる」ということは、ただ栄養をとるだけではありません。楽しみながらおいしく食べることも、とても大切なことです。

日本は幸せなことに、いろいろな国の料理を楽しむことができます。バラエティーに富んだメニューをとり入れながら、おいしく楽しく栄養をとることをおすすめします。

私たちの体は食べたものでできています。だからこそ、「食べる」をもっと大切にしてみませんか？

2 たんぱく質は毎食とろう

低栄養予防にも力強い筋力のためにも、たんぱく質をしっかりとることが大切です。日々の食事に賢くたんぱく質をとり入れるわざを身につけましょう！

たんぱく質は、体をつくる とても大切な栄養素

たんぱく質というと、主に筋肉をつくる栄養素のイメージがあると思いますが、それ以外にも骨、血管、髪や皮膚など、体を構成しているさまざまな組織にとって、とても大切な栄養素になります。

若いころとくらべると、たんぱく質はそれほど多くとらなくていいだろう、と思っている方もいるかと思いますが、実は同じくらいとる必要があるのです。そのため、1日3回の食事でまんべんなくとらないと、なかなか必要な量はカバーしきれません。

また、食事量が減ってしまったり、かんだり飲み込んだりする力が弱くなることで、食事が偏ることにより、たんぱく質も不足しやすくなります。特に、義歯が合わなかったり、歯に不具合があったりすると、肉などのかみごたえのある食品を避けるようになって、必要なたんぱく質の摂取量が不足することにつながります。

たんぱく質を多く含む食品を しっかりとりましょう

ところで、たんぱく質量についてですが、「たんぱく質の多い食品の重量」＝「たんぱく質量」と思っている方がときどきいます。実際には、卵1個50gに含まれるたんぱく質量は、50gではなく6・1gになります。

70代女性は、1日50gのたんぱく質量をとるように推奨されています。たんぱく質の多い食品のたんぱく質量の例をあげると、鶏もも肉１００gで17・3g、鮭1切れ80gで17・9g、卵1個50gで6・1g、絹ごし豆腐⅓丁（１００g）で5・3g、牛乳２００mℓで6・6gとなり、たんぱく質量は合計で53・2gとなります。食事や間食に上手にとり入れて、たんぱく質をしっかりとりましょう。

たんぱく質がしっかりとれる 献立のヒント

いざ献立を考えるとなると、ワンパターンになってしまうことはないでしょうか。意識しないと、たんぱく質の多い食品をうっかり食べ忘れてしまうこともあります。

主食、主菜、副菜すべてにたんぱく質をとり入れる必要はありませんが、「たんぱく質が不足しているかな」と思ったときには、いろいろな料理にたんぱく質を多く含む食品を加えてみてください。

次に、いろいろな料理に、効率よくたんぱく質をプラスするためのヒントをご紹介していきましょう。

簡単にたんぱく質をしっかりとれる

献立術

デザート
デザートは、季節のフルーツを入れたヨーグルトがおすすめ。たんぱく質もビタミンも豊富になります。コーヒーや紅茶にはぜひ牛乳やスキムミルクを追加して。

魚料理
魚を焼くのが大変という方は、さばやいわしなどの缶詰や、焼き魚や煮魚などのレトルト食品の活用を。しっとりしていて、骨なしのものや骨まで食べられるものも多くあります。

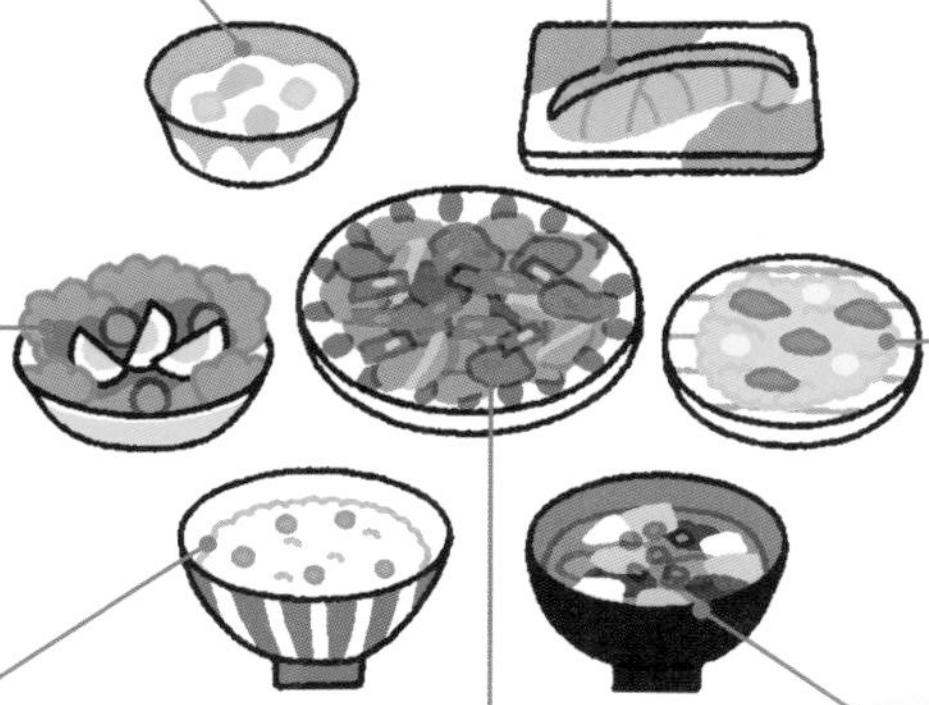

サラダ
副菜で、サラダには市販のサラダチキンやゆで卵をトッピング。あえ物には、しらすやちくわ、かにかまなどを、煮物には肉や大豆製品を加えてみましょう！

卵料理
いり卵などを作るときには、チーズ、スキムミルク、しらす、冷凍のほうれんそうなどを加えると、たんぱく質以外の栄養もいっしょにとれます。工夫しだいで栄養UP！

ごはん
市販の大豆や油揚げ入りのひじきの煮物といっしょに炊くと、たんぱく質や食物繊維もとれます。

肉料理
いくつになっても、肉の栄養はとりたいもの。同じ種類ばかりではなく、牛肉、豚肉、鶏肉、それぞれの栄養をとり込んでください。

汁物
汁物に豆腐、厚揚げ、豚肉など、たんぱく質の多い食品をぜひ追加して。刻んだ油揚げは冷凍しておくと便利。削り節はそのまま入れて、うまみとたんぱく質をとりましょう。

●主食のヒント
主食がごはんのときには、白米で食べる以外に大豆やいろいろな豆類、肉やツナ缶、野菜やきのこなどをいっしょに炊いて炊き込み風にすると、たんぱく質をはじめとした栄養たっぷりごはんになります。

●主菜のヒント
肉はいろいろな料理に活用でき、とり入れやすい食材です。牛肉、豚肉、鶏肉にはそれぞれの栄養があるのですが、鶏肉はヘルシーで健康によいというイメージがひとり歩きしているようです。鶏肉ばかりに偏らず、牛肉や豚肉も食べるようにしましょう。

●副菜のヒント
全体的にたんぱく質の多い食品が足りないと思ったときには、副菜を冷ややっこにしたり、あえ物やサラダに卵やしゃぶしゃぶ肉、ツナ缶を追加したり、しらすや削り節をたっぷりかけるのもおすすめです。

●デザートや飲み物
デザートにヨーグルト、飲み物に牛乳を追加することで、無理なくたんぱく質を強化することができます。

3

10の食品群を毎日とろう

バランスのよい食事をとり続けることは、とても大変！　でも心配ありません。10の食品群を知っていれば、栄養たっぷりのバランス食にすることができます。

10の食品群を頭に入れておきましょう

私たちが元気に暮らしていくためには、できるだけ多くの食品から、いろいろな栄養素をとる必要があります。

昭和60年ごろ、1日30品目を食べることが推奨され始めましたが、日々の食事でそんなに多くの食品をとり入れるのは至難のわざです。そこで今回、皆さんにぜひ知っていただきたいのが、毎日「10の食品群」をとることです。

10の食品群とは、①肉類、②魚介類、③卵、④大豆製品、⑤牛乳・乳製品、⑥緑黄色野菜、⑦果物類、⑧海藻類、⑨いも類、⑩油脂類のこと（15ページ参照）。30品目にくらべるとグッとコンパクトになりますよね。

10の食品群を上手に食事にとり入れて

10の食品群がわかったところで、どのように活用していくのかをお話ししましょう。

基本的には、朝食、昼食、夕食の3食でこの10の食品群をとっていきます。主食のごはんやパン、めん類などは毎食とることが基本となりますので、お忘れなく！

しかし、「10の食品群すべてを毎日とるのはむずかしい」と思う方もいると思います。その場合、まずは7食品を目標にしてみてください。体を元気に保つためには、7食品以上とることがすすめられています。少しずつ慣れながら10食品を目指していきましょう。17ページの表を活用してチェックを入れていくと、意識して食べられるようになります。

毎日食べよう
10の食品群！

10の食品群を合言葉で覚えよう

合言葉は「さあ、にぎやかにいただく」
毎日7食品以上が目標です！

さ　あ　に　ぎ　や　か　に　い　た　だ　く

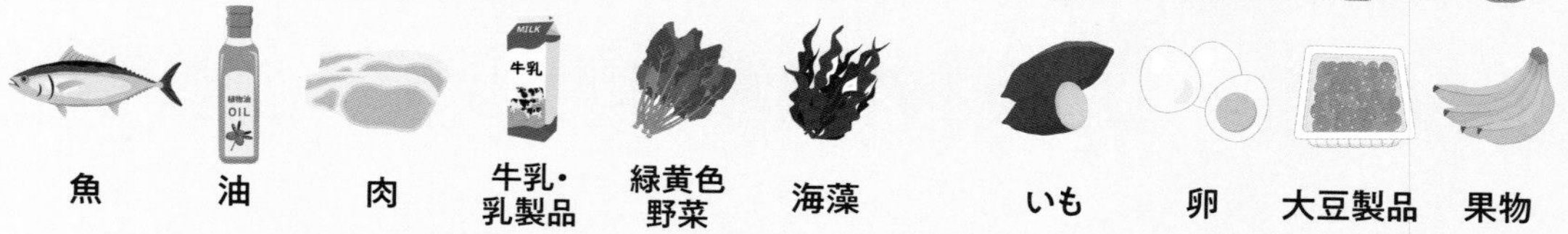

「さあ、にぎやかにいただく」は、東京都健康長寿医療センター研究所が開発した食品摂取多様性スコアを構成する10の食品群の頭文字をとったもので、「ロコモ チャレンジ！推進協議会」が考案した合言葉です。
参考：東京都健康長寿医療センター研究所 健康長寿新ガイドライン策定委員会

10の食品群の栄養と働き

	10の食品群		栄養と働き
体をつくる	肉類 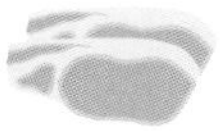 目安量：約70〜80g	生鮮・加工品すべての肉類	筋肉やいろいろな組織のもとになる動物性たんぱく質が豊富。豚肉はビタミンB_1が多く、牛肉の赤身には鉄分が含まれます。ヒレ、むね肉などは高たんぱく質で低脂肪。バラ肉、ロース、皮の部分は脂肪を多く含み、エネルギー補給にも最適。
	魚介類 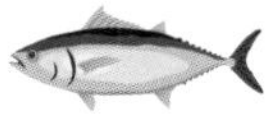 目安量：1切れ（約80g）	生鮮・加工品すべての魚介類	良質なたんぱく質が含まれるほか、青魚に含まれるEPA、DHAなど、不飽和脂肪酸という良質な脂は動脈硬化予防が期待できます。ビタミンB群や、カルシウムの吸収を助けて骨粗しょう症予防に重要なビタミンDも豊富。
	卵 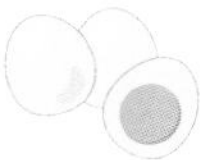 目安量：1個（約50g）	鶏卵、うずらの卵など	良質なたんぱく質を含むのはもちろん、ミネラルやビタミンが豊富に含まれるのが特徴。卵に含まれる成分は、悪玉コレステロール値を低下させて動脈硬化を予防するほか、認知症の予防・改善効果なども期待されています。
	大豆製品  目安量：納豆（約50g）、豆腐（約100g）	大豆、豆腐、厚揚げ、納豆、無調整豆乳など	「畑の肉」といった異名をもつほど、良質な植物性たんぱく質を含みます。また、ビタミン、ミネラル、脂質や食物繊維も豊富。大豆に含まれるサポニンには抗酸化作用があり、リノール酸、レシチンが生活習慣病予防にも。
	牛乳・乳製品 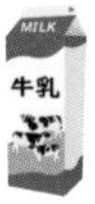 目安量：牛乳コップ1杯（約200mℓ）	牛乳、ヨーグルト、チーズなど	牛乳はカルシウムだけでなく、たんぱく質、脂質、炭水化物、ミネラル、ビタミンがバランスよく含まれているのが特徴。また、ヨーグルトには善玉菌の乳酸菌が豊富で、悪玉菌の繁殖を抑えて腸内環境をととのえる働きがあります。
体の調子をととのえる	野菜（緑黄色野菜） 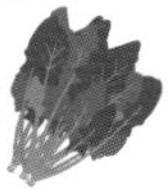 目安量：いろいろな野菜を約350g	にんじん、トマト、ほうれんそう、かぼちゃなど	ビタミン、ミネラル、食物繊維が含まれます。β-カロテンを多く含むのが緑黄色野菜の特徴で、抗酸化作用があります。β-カロテンは体内で必要に応じてビタミンAに変わり、皮膚や粘膜を正常に保ちます。
	果物類 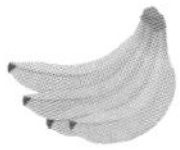 目安量：バナナ1本（約100g）	生鮮（りんご、バナナなど）、缶詰など	いろいろなビタミンやミネラル、食物繊維が豊富。旬の果物は栄養価が高く、ほかの時期より新鮮でおいしいのが特徴。カリウムが多く、高血圧を予防したり、食物繊維により便秘予防をするなどの効果も。
	海藻類 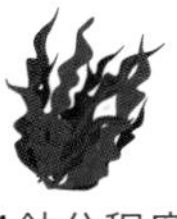 目安量：小鉢1鉢分程度	生、乾物の海藻（わかめ、のりなど）	低カロリーでありながら、鉄分、マグネシウム、カルシウムなどのミネラル成分や、食物繊維が豊富に含まれているのが特徴。不足しがちな栄養素の補給とともに、ネバネバした食物繊維は血糖値の上昇を抑え、便秘解消にも効果的。
エネルギーのもとになる	いも類 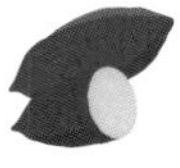 目安量：小鉢1鉢分程度	じゃがいも、里いも、長いも、さつまいもなど	主成分は炭水化物で、エネルギーの供給源として重要です。いも類のビタミンCは主成分であるでんぷん質に守られているため、加熱しても失われにくいのが特徴。カリウムも豊富なため高血圧予防にも。
	油脂類 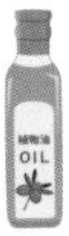 目安量：大さじ1〜2	油を使う料理、油、バターなど	油脂にはそれぞれ特徴があります。例えば、ごま油はリノール酸、オリーブ油にはオレイン酸などが含まれ、悪玉コレステロールを減らします。また中鎖脂肪酸のMCTオイルは、認知症予防や運動の持久力アップなどで注目されています。

10の食品群を上手に賢くとる方法

毎日の食事は、意識していないとどうしても偏りがちです。そこで、今回おすすめしている10の食品群を偏りなく上手にとる方法をご紹介しましょう。

まずは、元気な体づくりに必要となるたんぱく質をとる方法です。たんぱく質の多い食品（肉類、魚介類、卵、大豆製品）は、規則性をもたせて使うとまんべんなく食べることができます。

下の表をご覧ください。肉類、魚介類、卵、大豆製品のすべてを毎日とるための、1週間の例です。曜日ごとに、使う肉や魚介類、大豆製品の種類と、卵の調理法を決めておき、それを毎週繰り返します。

少し複雑に思えるかもしれませんが、肉類、魚介類など一つずつ計画を立てていくと、簡単に1週間のローテーションができます。こうして食材を規則的に考えることで、献立が立てやすく、効率よく買い物をすることができます。

食材を無駄にしない使い方

食材を購入する場合には、肉類だったら、1人分150～200g程度を購入して、半分ずつを2日続けて食べる、または半分は冷凍して別の日に食べるなど、ちょっとした規則性を決めておくと無駄がありません。

魚介類は、下の表の「いろいろな魚介類」の日には冷凍のシーフードミックスや、かにかまやちくわなどの練り製品を使ってもOKです。煮魚や焼き魚は、最近ではすでに調理済みの商品もたくさんありますので上手に活用してみましょう。

ほかの食品群も同様に、何曜日に何を食べるかをあらかじめ決めておくと、買い物に行ったときにも迷うことがなく、無駄にあれこれ購入してしまうことも避けられます。

そして、10の食品群以外の「淡色野菜（大根やもやしなど）」や「きのこ類（しいたけ、えのきだけ、しめじなど）」も、日々の食事にぜひとり入れていただきたい食材です。上手に無駄なく食べていきましょう。

1週間の例

10の食品群	ポイント	月	火	水	木	金	土	日
肉類 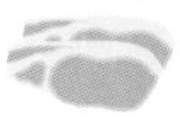	一度に買って、1食分ずつ分けて冷凍してもOK	豚肉	鶏肉	牛肉	豚肉	鶏肉	牛肉	好みの肉
魚介類 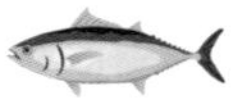	刺し身や缶詰、練り製品も上手に活用	いろいろな魚介類	焼き魚または煮魚	缶詰	焼き魚または煮魚	いろいろな魚介類	缶詰	刺し身
卵 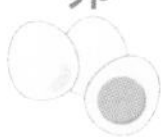	生卵の卵かけごはんでもOK	いり卵	ゆで卵	目玉焼き	卵焼き	ゆで卵	いり卵	目玉焼き
大豆製品 	購入したもののパック数に合わせて組み立てましょう	豆腐	納豆	厚揚げ	豆腐	納豆	厚揚げ	納豆

まんべんなく
食べましょう!

10の食品群チェックシート

※食べた食品群に○印をつけて合計を記入しましょう！

ごはんなどの主食は毎食必ず食べましょう!			月	火	水	木	金	土	日	○の合計
体をつくる	肉類	生鮮・加工品 すべての肉類								
	魚介類	生鮮・加工品 すべての魚介類								
	卵	鶏卵、うずらの卵など								
	大豆製品	大豆、豆腐、厚揚げ、納豆、無調整豆乳など								
	牛乳 乳製品	牛乳、ヨーグルト、チーズなど								
体の調子をととのえる	野菜（緑黄色野菜）	にんじん、トマト、ほうれんそう、かぼちゃなど								
	果物類	生鮮（りんご、バナナなど）、缶詰など								
	海藻類	生、乾物の海藻（わかめ、のりなど）								
エネルギーのもとになる	いも類	じゃがいも、里いも、長いも、さつまいもなど								
	油脂類	油を使う料理、油、バターなど								
1週間の合計 70点満点が目標！										

目指せ満点！ 日々の元気のために、毎日7点以上を目指しましょう！

（※持病のある方は医師の指示に従ってください）

便利なアプリも
活用しよう

食べたら、画面の食品部分を選択するだけ。自動的に集計されます。

こちらのQRコードから、日清オイリオ「バランス日記」のアプリをダウンロードするページを表示できます。

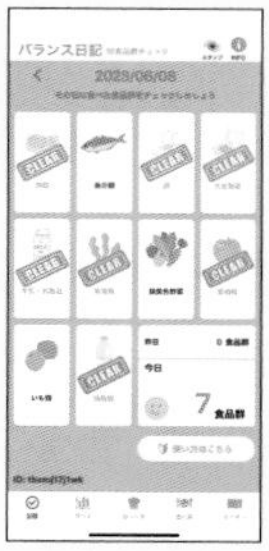

10の食品群がとれているかどうかをチェックするのに、便利なアプリがあります。日清オイリオグループ㈱が東京都健康長寿医療センターと共同開発し、提供している「バランス日記」です。10の食品群をどれくらいとれているか、1週間の結果がグラフで表示されるなど、見やすく使いやすいアプリ。App StoreやGoogle Playから無料でダウンロードすることができます。

4 手間なく簡単に栄養をとる

缶詰やレトルト食品をはじめとして、便利な食品はたくさんあります。上手に活用して、元気に暮らし続けるための栄養をしっかりとりましょう。

便利な食品を活用し、栄養たっぷりの食事に

世の中には、総菜やレトルト食品、冷凍食品など、便利な食品があふれています。しかも、味や食感などがよく研究されていて、おいしいのもうれしいですね。

しかし、恵まれた環境にもかかわらず、シニアの方の多くは、そのような商品を活用しない傾向があるようです。理由は、「手づくりじゃない＝手抜き」「体に悪そう」と感じてしまうとのこと。

長年の「手づくり」が身についている方は、レトルト食品などを利用することに抵抗があるかもしれませんが、これからは便利な食品を大いに活用していきましょう。手抜きではなく、低栄養にならないように、効率的に栄養をとるために活用するのです。

便利な食品の活用で経済的にもメリットが

シニアの方の中には、経済的な面を考慮して手づくりを心がけている方もみられます。しかし、食材を使いきれず、野菜の元気がなくなっていたり、傷んでしまったりして、最終的には食材を捨ててしまうこともあるのではないでしょうか。

少しくらい古くても食べられるから、と食べている方もいると思いますが、古くなった野菜などは鮮度が落ちるだけではなく、栄養素も大幅に減少するとの報告もあります。

使いきれる量の食材と便利な食品を組み合わせて、無駄なく食べるほうが、栄養摂取と経済面を考え合わせてもメリットがあります。

毎日の食事においしい彩りを！

体調がすぐれないときなど、料理を作りたくないと思うこともあるでしょう。そんなとき、手間を省いたり、調理時間を短縮したりできる便利な食品を使うと、負担を減らせます。

例えば、生野菜を切って袋詰めにした「カット野菜」の種類も、最近はとても多くなっています。キャベツやレタスはもちろん、緑黄色野菜入りのものや、薄切りの玉ねぎが入ったものなど、料理に応じて使い分けができます。栄養をとることを第一に考え、ためらわずにいろいろ使ってみてください。

また、煮物やシチューなどは、少しだけ作るというのはなかなかむずかしいものです。1人分から用意できるレトルト食品を使うのもおすすめです。

便利な食品に目を向けると、使い方や味など、新しい発見もあります。楽しみながら、ご自分で使いやすいものを見つけてみてください。

便利食品を積極的に利用しよう

長期保存できる調理済みのものから、生野菜を使ったものまで、さまざまな便利食品があります。

買い物ついでに、どんなものが売られているかチェックしてみてください。

缶詰

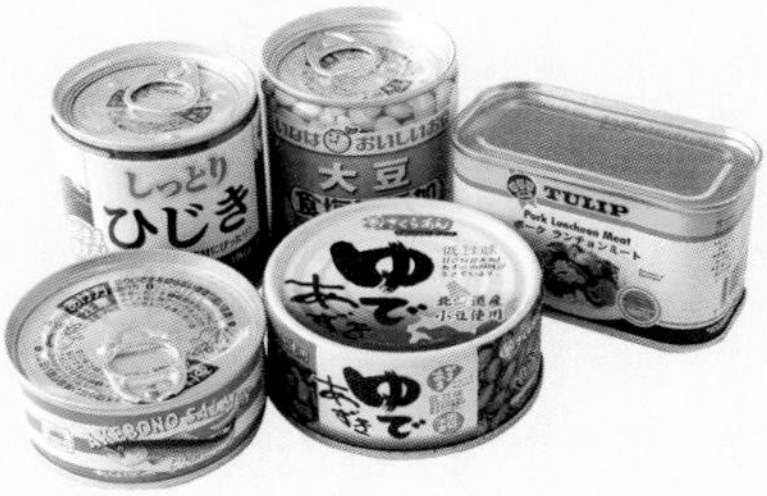

肉類、魚介類、大豆製品など、さまざまな種類があります。いざというときにも使えるので、「ローリングストック（備蓄品を日常的に使って買い足すこと）」がおすすめです。

レトルト食品

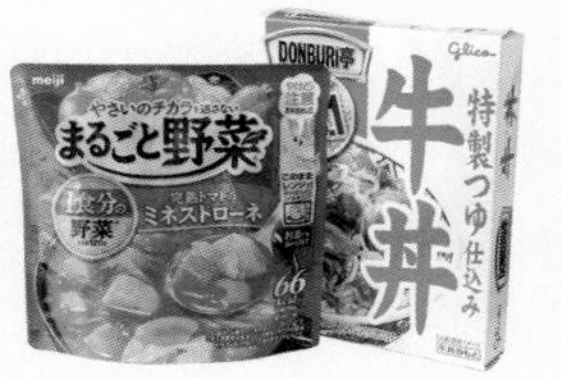

すでに調理済みなので、そのまま使ってもいいのですが、ほかの食材をプラスしてアレンジするのがおすすめです。長期保存ができるので、ローリングストックを。

春雨スープ

1つの袋にさまざまな味が入っていると、献立に合わせて選ぶことができます。

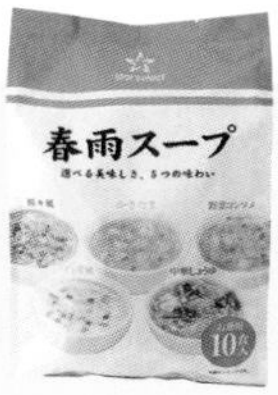

冷凍食品

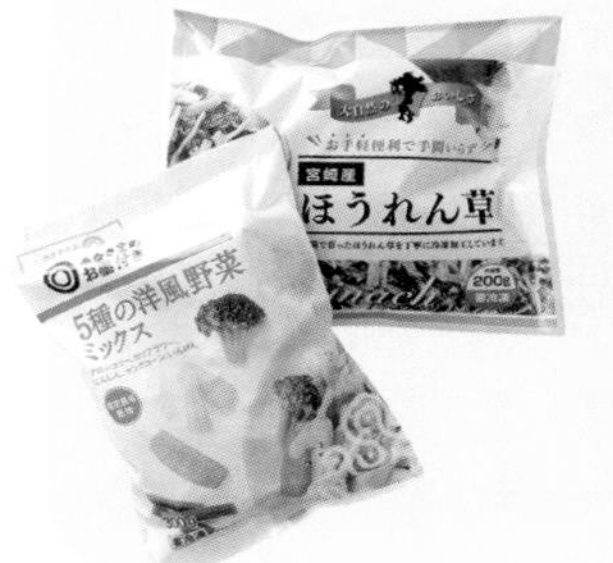

冷凍技術が進み、最近は冷凍食品がとてもおいしくなっています。冷凍室にストックしておくと、食材が足りないときに必要な分だけさっと出して使えて便利です。

カット野菜

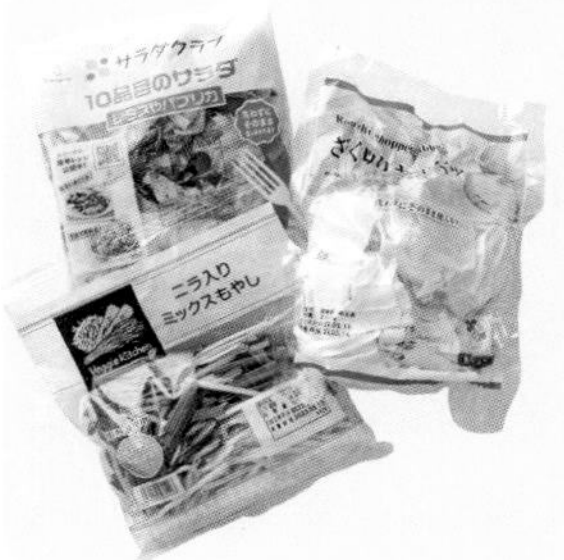

切り方が違うものや、ミックスされている野菜の種類が違うものなど、さまざまなものがお店に並んでいます。早めに使いきらなくてはいけないため、余ったらみそ汁に入れても。

フリーズドライ食品

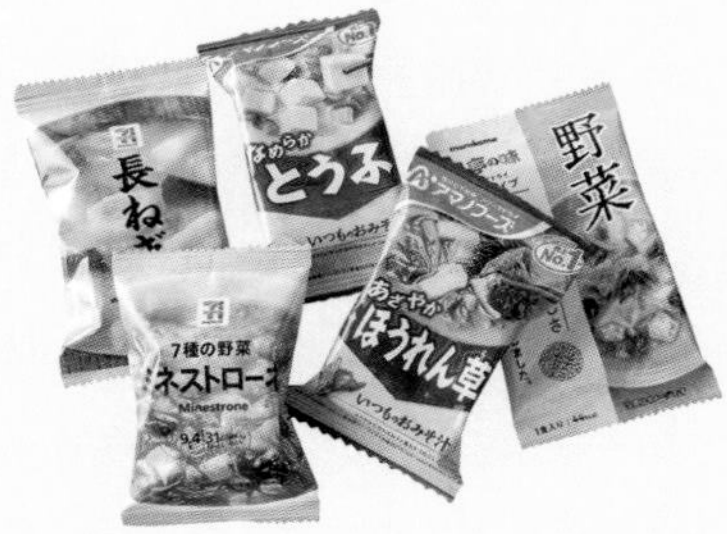

長期保存ができ、水や湯を注いでもどして使います。技術の進歩により、とてもおいしくなっています。

ホワイトソース

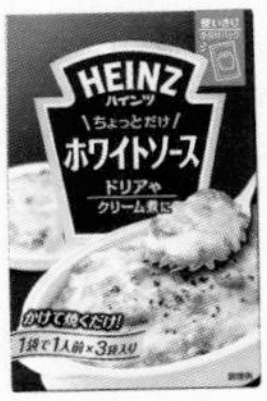

ホワイトソースを作らなくても、すぐに使えるレトルト食品です。少量ずつパックされているので、1人分の料理にぴったり。

オートミール

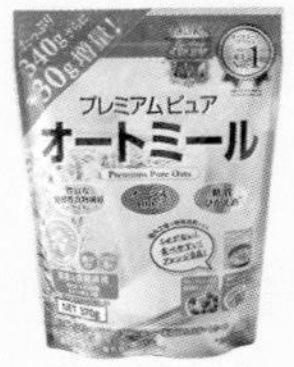

最近注目されているオートミールは、オーツ麦を加工して食べやすくしたもの。食物繊維やミネラルが豊富に含まれています。クセがないので、いろいろな料理に使えます。

5

「かむ」「飲み込む」力を衰えさせない

おいしい食事を楽しむために欠かせないのは、口の中の健康です。自分の歯を守り、飲み込むための筋力を衰えさせないために、毎日のケアを徹底しましょう。

監修
日本歯科大学教授
口腔リハビリテーション多摩クリニック院長
菊谷 武先生

食事を楽しむために大切な歯を守りましょう

「いつまでも自分の歯で食事を楽しみたい」というのは、皆さん共通の願いだと思います。しかし、残念なことに、少しずつ人間の体は衰えていきます。加齢による体の衰えは、口の中も例外ではありません。

下の表は「オーラルフレイル」という、口に関する衰えをチェックするものです。点数を合計して、現在の口の中の健康状態を確認してみてください。3点以上の場合、歯科健診を受けることをおすすめします。

ところで、皆さんはかかりつけの歯科がありますか? よくある答えが、勤務先の近くにかかりつけがあったのに、定年してからは通わなくなったというもの。

70代からは特に、口の中の衰えとともに、かかりつけの歯科の役割が大きくなってきます。ぜひ、ずっと通える相性のいい歯科を自宅の近所で見つけて、定期的に通って健診を受けてください。

オーラルフレイルのセルフチェック!

質問事項	はい	いいえ
半年前とくらべて、かたいものが食べにくくなった	2	
お茶や汁物でむせることがある	2	
義歯を入れている※	2	
口の渇きが気になる	1	
半年前とくらべて、外出が少なくなった	1	
さきいか、たくあんくらいのかたさの食べ物をかむことができる		1
1日に2回以上、歯をみがく		1
1年に1回以上、歯科に行く		1

※歯を失ってしまった場合、義歯などを適切に使ってかたいものをしっかり食べられるよう治療することが大切です。

合計点

0～2点　オーラルフレイルの危険性は低い
3点　オーラルフレイルの危険性あり
4点以上　オーラルフレイルの危険性が高い

参考：東京大学高齢社会総合研究機構 田中友規、飯島勝矢

虫歯にならないよう 寝る前の歯みがきはていねいに

70代は「虫歯」にも注意が必要です。歯はエナメル質というかたい物質でおおわれていますが、年とともに歯ぐきが下がり、歯の根元のセメント質が出てきてしまいます。セメント質は弱いため、そこから虫歯になりやすくなり、放置していると、根元から折れて歯を失うことになりかねません。

虫歯を防ぐためには、ていねいに歯みがきをすることがいちばんです。「虫歯は夜つくられる」というとおり、寝る前の歯みがきは特に大切です。時間をかけて徹底的に歯みがきを行いましょう。

かむ力、飲み込む力を衰えさせないために

スムーズに食事をするためには、歯の健康だけではなく、舌の動きやのどの筋肉の働きも重要な役割を果たしています。

舌は唾液と食べ物をまぜたり、食べ物を口の中で移動させてかみやすくしたり、かんだものをのどに送る働きをしています。送られてきたものを飲み込むときに働いているのが、のどぼとけを持ち上げる筋肉です。その筋肉が衰えてくると、食べ物がのどにつかえたり、むせたりすることもあります。左のイラストを見ながら、舌やのどを今から鍛えて将来に備えましょう。

エクササイズ1

舌の力をつける

舌を鍛えることで「誤えん」や「むせ」の改善に。1日2〜3セット行いましょう。

1

舌をあごにつけるつもりで、下に伸ばします。そのあと、舌を鼻の頭につけるつもりで上に伸ばします。

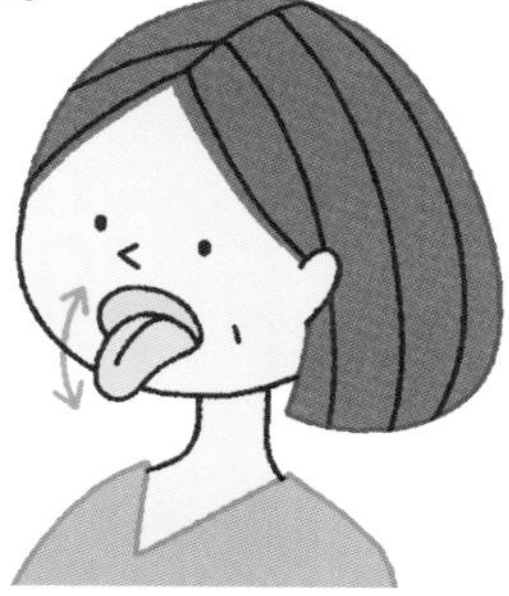

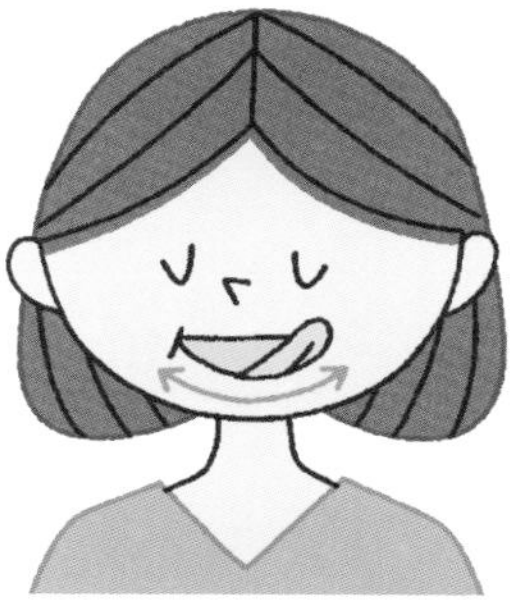

2

唇の端を押すようなつもりで、舌を左右にそれぞれ伸ばします。

3

舌を伸ばしながら、口の周りを1周します。逆回りも行います。

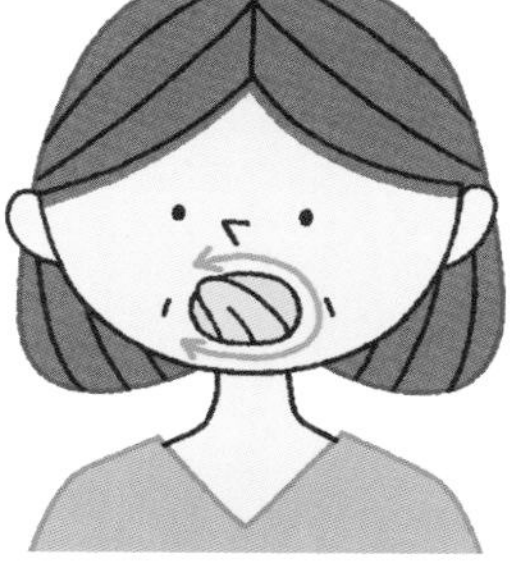

エクササイズ2

飲み込む力をつける

飲み込みに関係する筋力アップで飲み込みをスムーズにし、「むせ」の改善に。1日2〜3回行いましょう。

＊首に痛みがある方や、高血圧の方は行わないでください。

1 指先を上に向け、手のひらをおでこに当てます。

2 おへそをのぞき込むように下を向いて、手のひらとおでこで5秒押し合います。

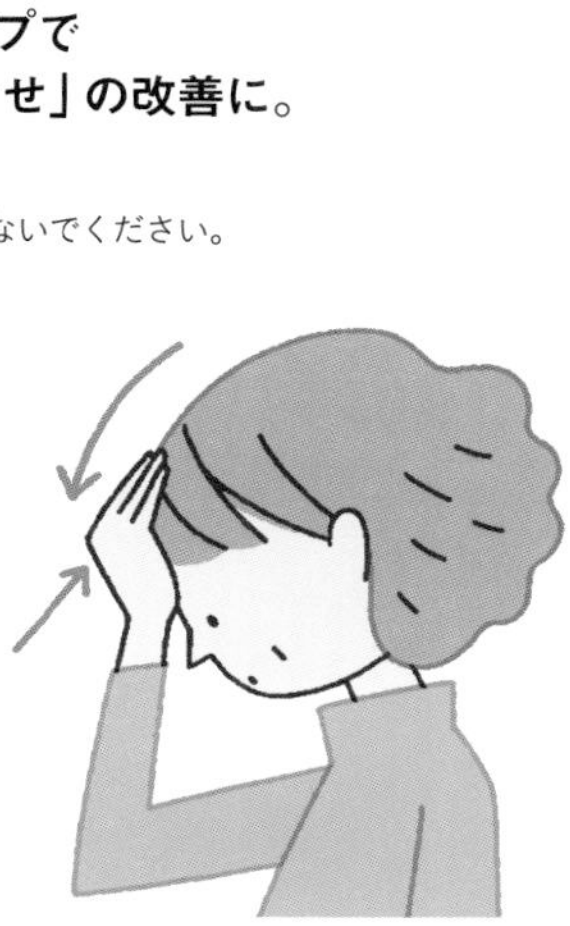

参考：日本歯科医師会「オーラルフレイル対策のための口腔体操」

第2章「70代のための手間なし栄養レシピ」

レシピの見方

レシピは3ステップでできる、簡単なものばかりです。缶詰やカット野菜などを使って手軽に作れるレシピを多く掲載しています。10の食品群のどれがとれるかが一目でわかるマークつきですので、慣れてきたら1日で10品目がとれるようにしましょう。主菜、副菜、汁物などと組み合わせて、足りないものを補うように、献立を考えてみてください（24ページ参照）。

10の食品群をチェック

肉	魚	卵	大豆	乳製品
緑野菜	果物	海藻	いも	油

レシピそれぞれに、10の食品群のマークがついています。緑野菜＝緑黄色野菜です。濃い色の部分が材料に含まれているものです。このレシピの場合、「肉、卵、緑黄色野菜、油」の4点が含まれています。1日のなかで薄い部分もとれるように献立を考えましょう。

お手軽食材を利用して

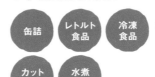

缶詰　レトルト食品　冷凍食品　カット野菜　水煮野菜

マークがついたレシピは、冷凍食品やレトルト食品、カット野菜など、すぐに使えるものを利用しています。生のものがあれば、そちらを使ってもOKです。

料理のPointはここで確認！

栄養をとるためのヒントや食材のこと、調理のしかたなど、大切なことをまとめていますので、ぜひチェックしてください。

たんぱく質や塩分量など

エネルギー、たんぱく質量、塩分量はここでチェックして活用しましょう。

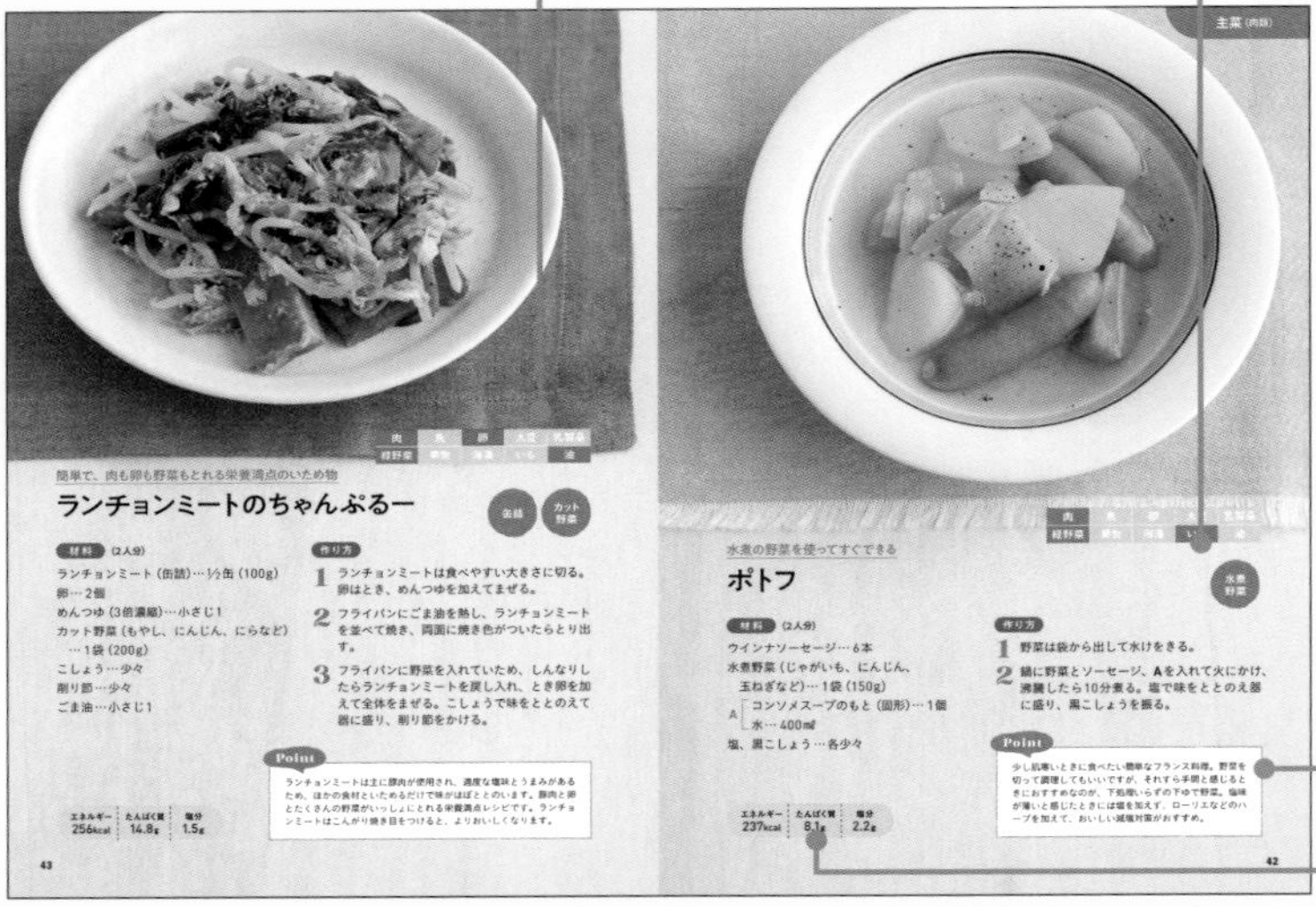

＊10の食品群のチェック方法は、東京都健康長寿医療センター研究所の情報を参考にしています。
また、メーカーにより含まれる食品が異なる場合があり、チェック項目が変わることがあります。

この本の使い方

- ●材料は2人分が基本ですが、1人分や作りやすい分量で表示しているものもあります。
- ●小さじ1＝5mℓ、大さじ1＝15mℓです。
- ●野菜は、特に表記のない場合、洗う、皮をむくなどの作業をすませてからの手順を説明しています。
- ●冷凍食品やカット野菜、水煮野菜などを使用しているレシピでも、生の材料にかえてもOKです。その場合、ゆでる、切るなどをすませてからお使いください。
- ●材料の「きのこミックス（冷凍）」「パプリカ（冷凍）」は、24ページで紹介しているものです。
- ●作り方の火かげんは、特に表記のない場合、中火で調理してください。
- ●電子レンジの加熱時間は600Wの場合の目安です（500Wの場合は時間を1.2倍に、700Wの場合は時間を0.8倍にしてください）。
- ●オーブントースターの加熱時間は1000Wの場合の目安です。機種によって多少差がありますので、様子を見ながらかげんしてください。

第2章

70代のための手間なし栄養レシピ

必要な栄養をとるための、3ステップでできる簡単レシピをご紹介します。缶詰や冷凍食品、カット野菜などを使って栄養をとるヒントが盛りだくさん！　献立を考えるときに活用し、10の食品群をまんべんなくとれるようにしていきましょう。

悩まずにすぐ決まる！ 栄養献立

「今日は何にしよう……」と毎日考えるのは大変。そこで、献立がすぐに決まるローテーション献立や、手早く栄養をプラスできるヒントをお届けします。

必要な栄養がとれる献立の考え方は？

毎日の献立を考えるのは、本当に大変な作業です。そのため、ある程度規則性をつくるのはいかがでしょうか？

まずは、主菜から決めると◎。主菜は16ページでお話ししたように、たんぱく質が多い食品の、肉類、魚介類、卵、大豆製品をローテーションである程度決めておくと、第一関門は突破です。

主菜で使う食材が決まったら、次に味つけです。和風、中華風、洋風などを決めることで、おのずとそれに合わせて副菜が決まってきます。主菜で使わない食材をできるだけ意識して、まずは副菜を考えてみましょう。

そして最後に、主菜と副菜でとれなかった10の食品群で不足している食材を汁物に入れると、自然と10の食品群がバランスよく食べられます！

まずは、皆さんのオリジナルの規則性を、カレンダーなどに書き込みながらつくってみてはいかがでしょうか？

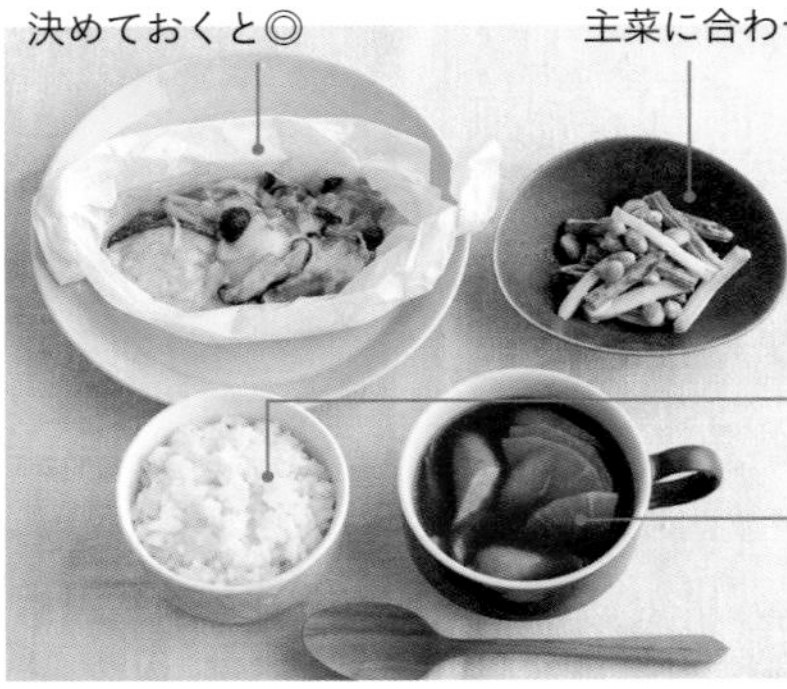
主菜
主菜はローテーションで決めておくと◎
副菜
主菜以外の食材を中心に主菜に合わせた味つけで
主食
おかずに合わせて最後に決めてもOKです
汁物
10の食品群で不足している食材を中心に

献立づくりは、ある程度の規則性があるとラクに考えられます。

便利な食品を賢く活用

缶詰やカット野菜、レトルト食品もフル活用することで、まな板を使いたくないときでもラクにバランスのよい献立ができ上がります。

また、紹介しているパプリカやきのこ以外にも、ねぎやアスパラガスなど、余った野菜を適当な大きさに切って冷凍しておくと、いざというとき便利です。

冷凍室に常備したい食材

この2つがあるととても便利。本書のレシピでも使っています。

冷凍きのこミックス

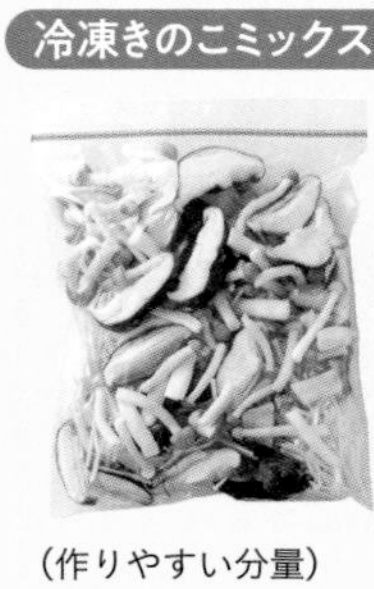

それぞれ石づきをとって使いやすい大きさに切り、冷凍用の密閉袋に入れて平らにし、冷凍。ビタミンD、食物繊維が豊富で、冷凍すると栄養価やうまみがアップ。

（作りやすい分量）
しいたけ…1パック
えのきだけ…1袋
しめじ…1パック

冷凍パプリカ

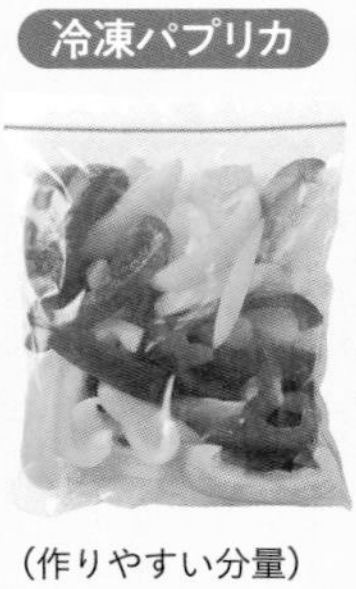

縦半分に切ってから横半分に切り、縦7～8㎜幅に切って冷凍用密閉袋に入れ、平らにして冷凍。抗酸化力の高いβ-カロテンやビタミンC、ビタミンE、カリウムが豊富なすぐれもの。

（作りやすい分量）
パプリカ（赤、黄）
…各1個

缶詰やカット野菜も活用

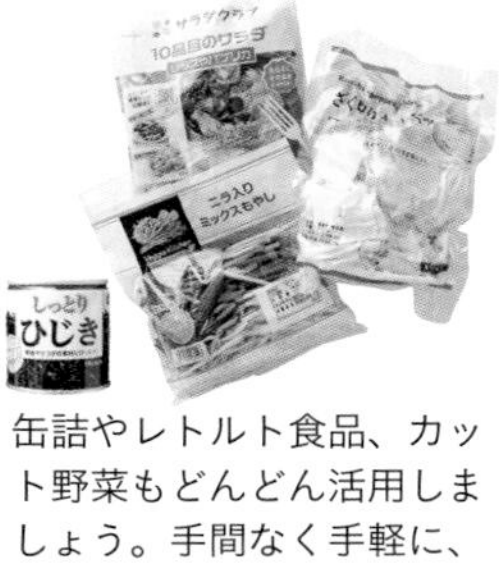

缶詰やレトルト食品、カット野菜もどんどん活用しましょう。手間なく手軽に、調理済み食材で栄養補給を！

1日分の献立例①（和風）

お手軽食材を使いつつ、
おいしい減塩和食です。

1日3食でとれる栄養

肉	魚	卵	大豆	乳製品
緑野菜	果物	海藻	いも	油

1日分

エネルギー	たんぱく質	塩分
1699kcal	68.0g	6.2g

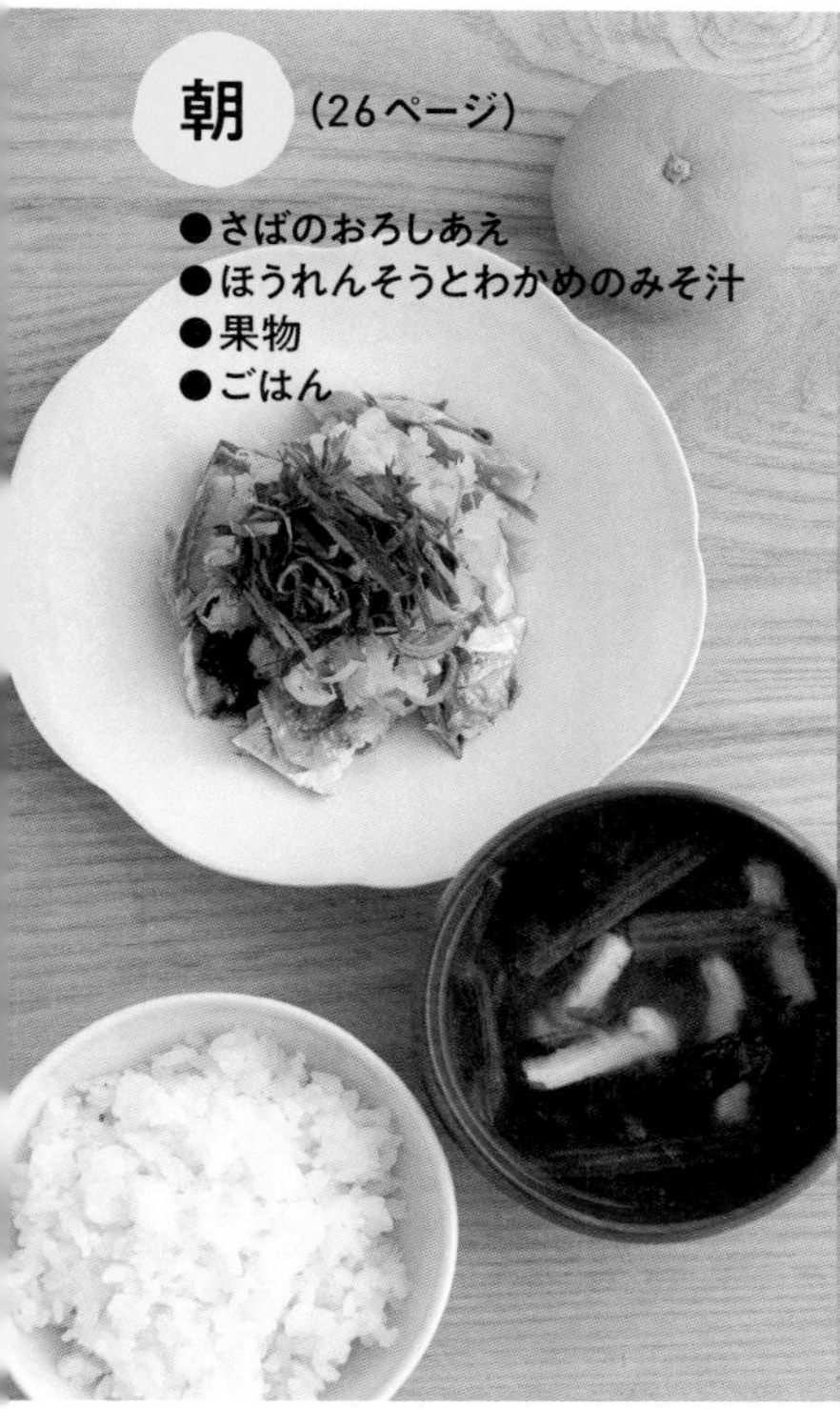

朝 （26ページ）

- さばのおろしあえ
- ほうれんそうとわかめのみそ汁
- 果物
- ごはん

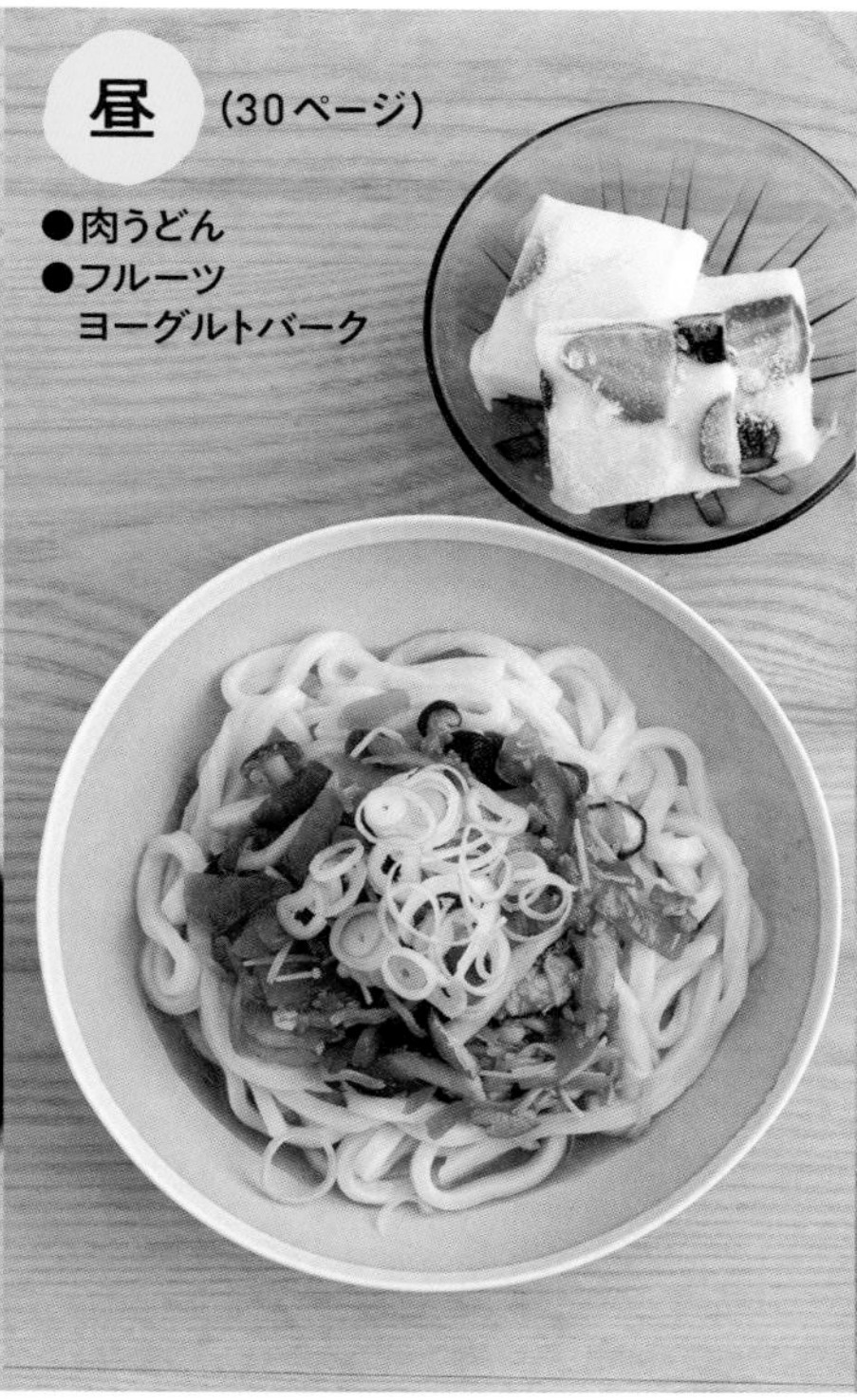

昼 （30ページ）

- 肉うどん
- フルーツ
  ヨーグルトバーク

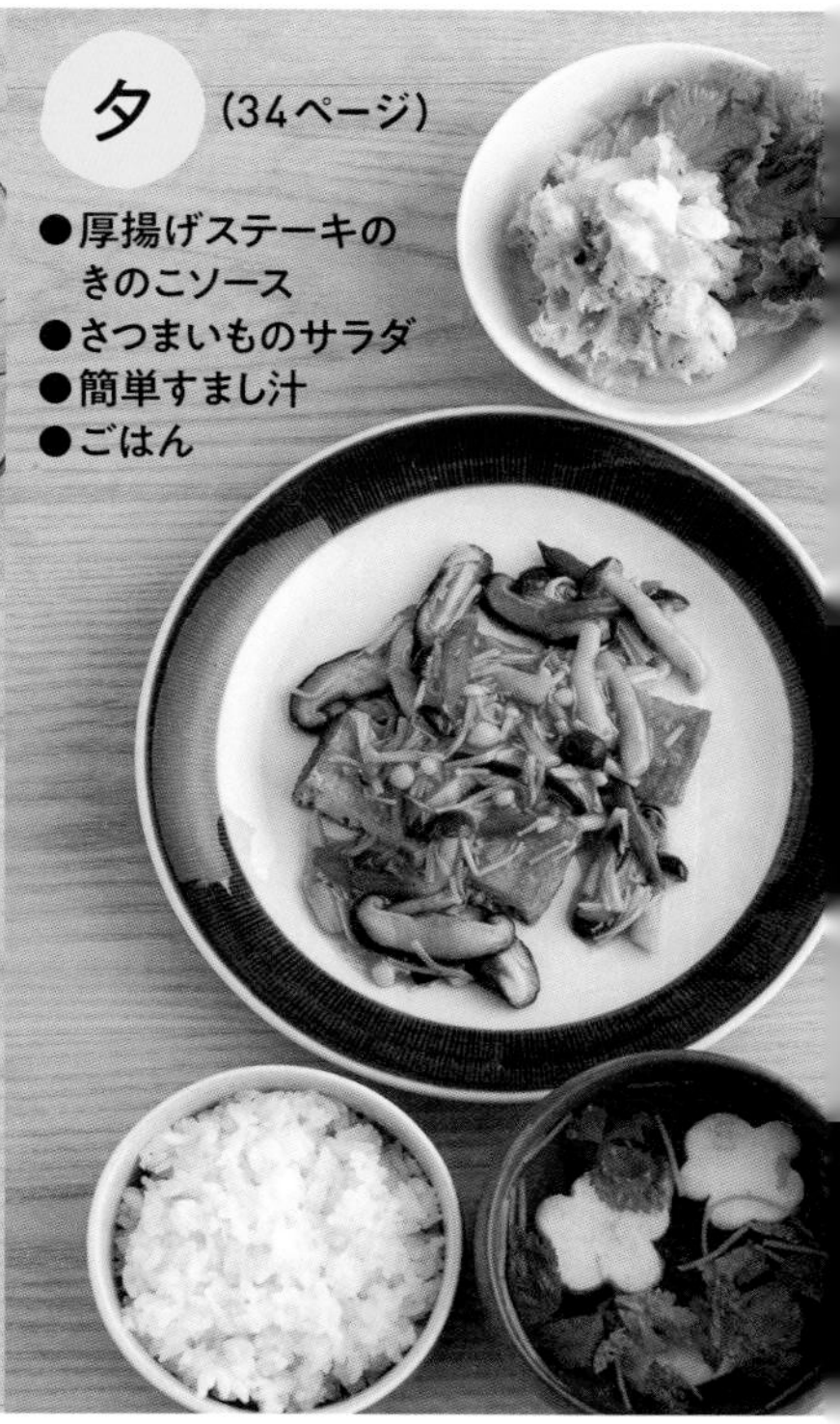

夕 （34ページ）

- 厚揚げステーキの
  きのこソース
- さつまいものサラダ
- 簡単すまし汁
- ごはん

1日分の献立例②（洋風）

カラフルメニューで
食欲も栄養もアップ！

1日3食でとれる栄養

肉	魚	卵	大豆	乳製品
緑野菜	果物	海藻	いも	油

1日分

エネルギー	たんぱく質	塩分
1717kcal	69.7g	7.4g

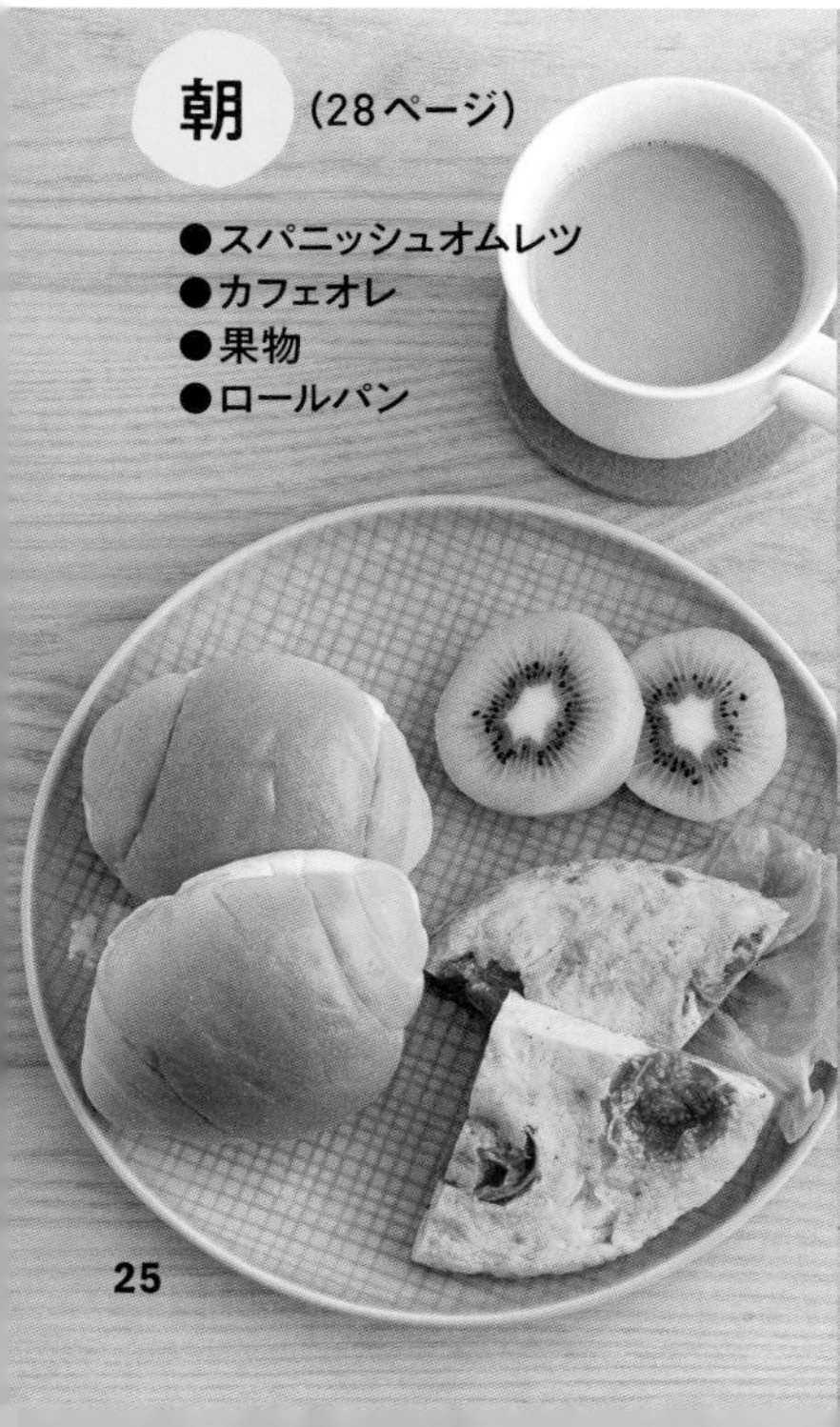

朝 （28ページ）

- スパニッシュオムレツ
- カフェオレ
- 果物
- ロールパン

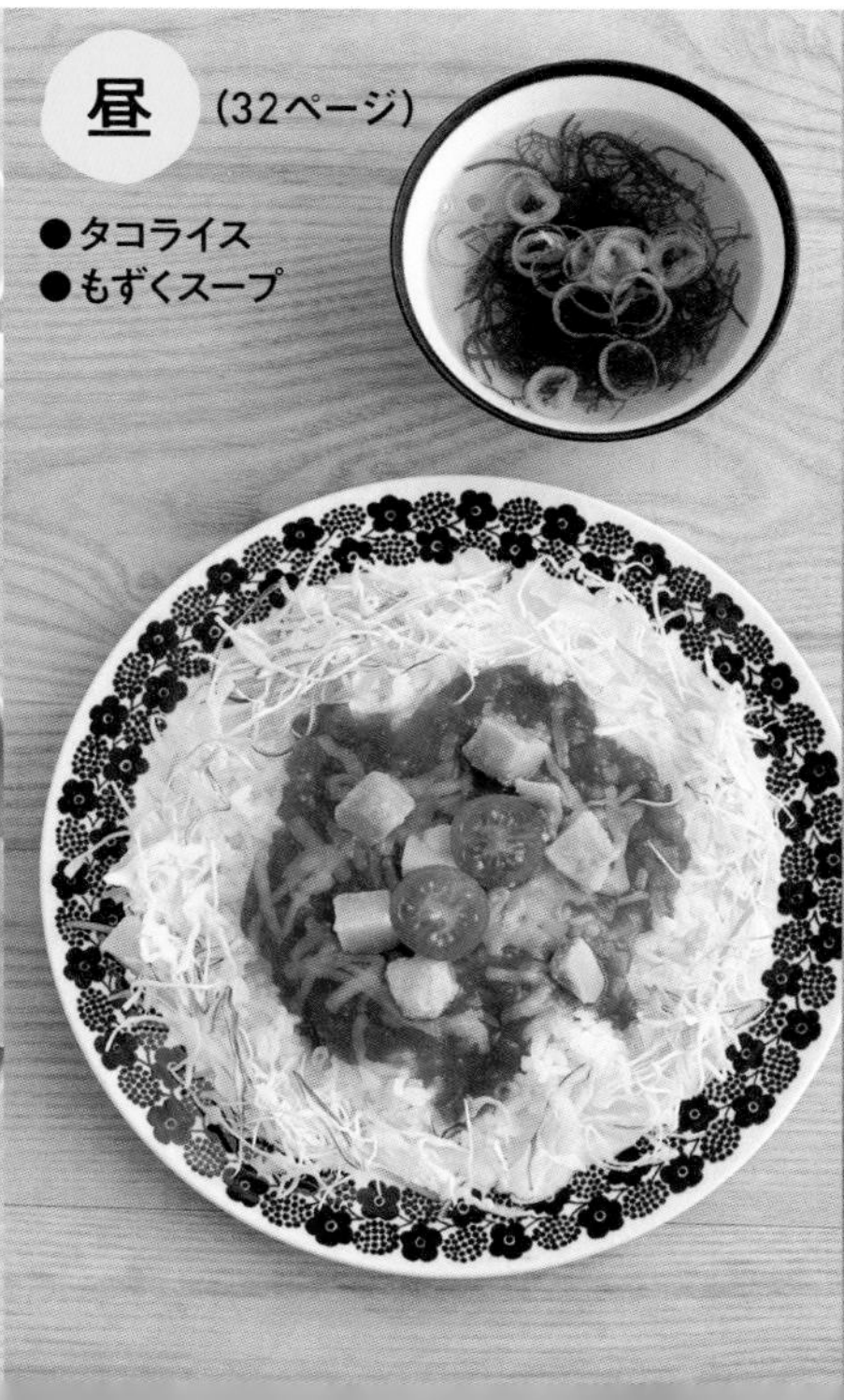

昼 （32ページ）

- タコライス
- もずくスープ

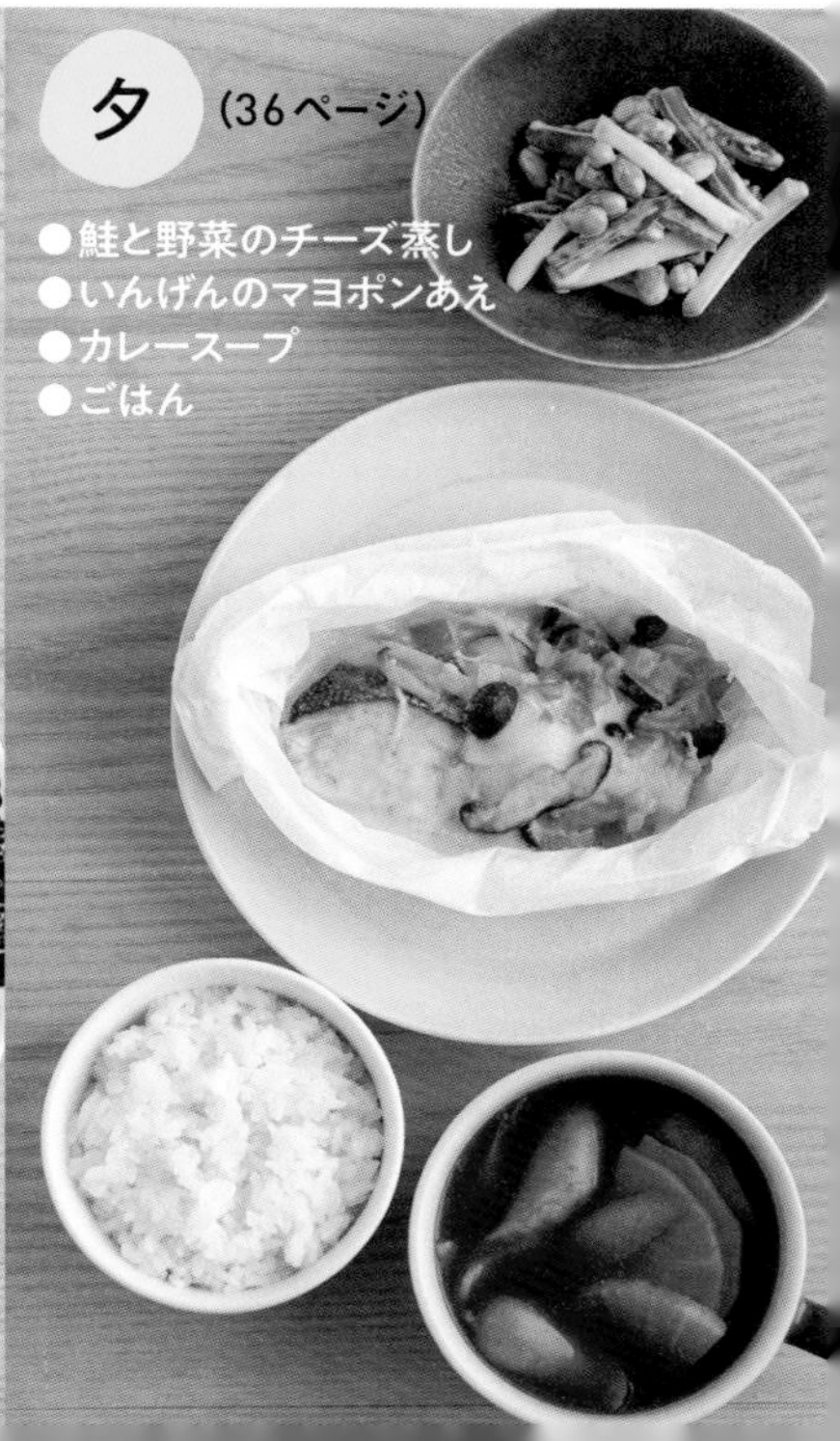

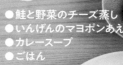

夕 （36ページ）

- 鮭と野菜のチーズ蒸し
- いんげんのマヨポンあえ
- カレースープ
- ごはん

大根おろしが消化を助け、青じそで減塩効果も

さばのおろしあえ

材料（2人分）

塩さば…半身1枚
青じそ…10枚
みょうが…1個
酒…大さじ1
大根おろし…100g
ポン酢しょうゆ…大さじ1

作り方

1 青じそはせん切りにし、みょうがは小口切りにする。
2 塩さばは酒を振る。クッキングペーパーで包んで耐熱皿にのせ、電子レンジで2分30秒加熱し、上下を返して50秒加熱する。とり出して大きめにほぐす。
3 **2**と大根おろし、ポン酢、みょうがをまぜ合わせて器に盛り、青じそをのせる。

お湯を注ぐだけで簡単本格みそ汁

ほうれんそうとわかめのみそ汁

冷凍食品

材料（2人分）

ほうれんそう（冷凍）…30g
油揚げ…10g
削り節…3g
インスタントみそ汁（わかめ）…2人分
湯…300mℓ

作り方

1 ほうれんそうは解凍しておく。油揚げは細切りにする。
2 器に**1**と削り節、みそと具を入れ、湯を注ぐ。

果物

みかん…2個（2人分）

ごはん（2人分）

Point

さばのおろしあえ

コンロの魚焼きグリルを洗うのが面倒なときは、電子レンジで手軽に焼き魚を作る方法を試してみてください。消化酵素が含まれている大根おろしは消化・吸収を助け、脂の多い魚でも胃もたれ知らず。青じそをたっぷりのせることで、塩分控えめでもおいしく食べられて、減塩効果も期待できます。

ほうれんそうとわかめのみそ汁

油揚げと削り節を追加するとたんぱく質がとれて、ほうれんそうの鉄分やビタミンの吸収も助けます。削り節のうまみ成分で、みそ汁のおいしさもアップ。

果物

旬の時期に出回る果物は栄養価が高く、ビタミン、ミネラル、食物繊維も豊富で、水分補給にも一役買います。手軽に食べたい方には、市販のカットフルーツが強い味方に。

朝食　和風献立

肉	魚	卵	大豆	乳製品
緑野菜	果物	海藻	いも	油

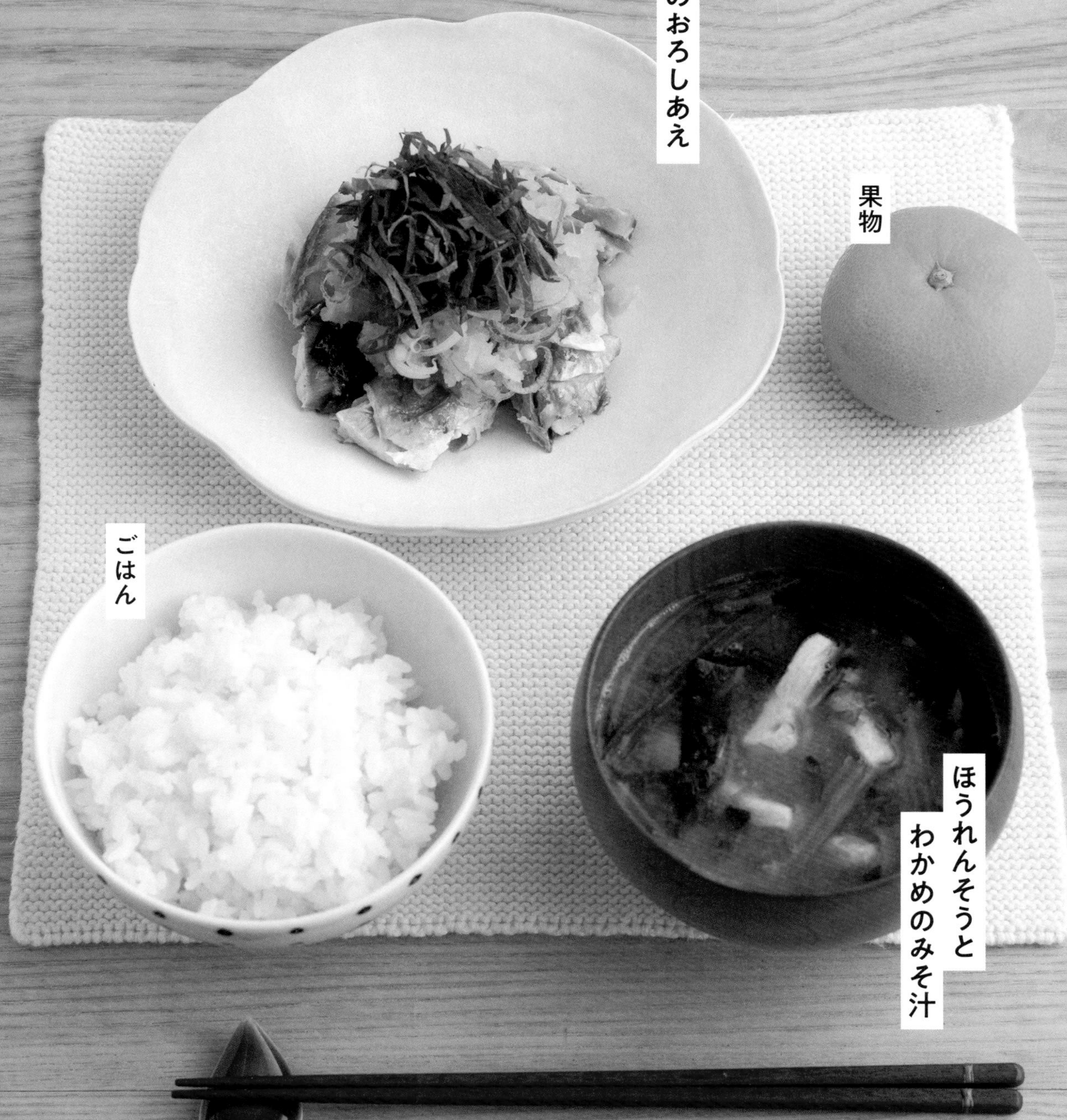

エネルギー	たんぱく質	塩分
539kcal	21.2g	2.2g

ポテトサラダを使ったアレンジオムレツ

スパニッシュオムレツ

レトルト食品

材料（2人分）

とき卵…2個分
ポテトサラダ（レトルト。総菜でもOK）
…100g
A
- 牛乳…大さじ2
- 塩、こしょう…各少々
- 粉チーズ…大さじ1

ミニトマト…5個
レタス…適量
オリーブ油…大さじ1/2

作り方

1. ボウルにポテトサラダと**A**を入れてまぜる。さらにとき卵を加えてよくまぜ合わせる。
2. フライパンにオリーブ油を熱し、半分に切ったミニトマトを軽くいためる。**1**を流し入れて、大きくまぜながら丸くととのえる。
3. 片面が焼けたら返して両面をよく焼く。器に盛り、レタスを添える。

手軽にたんぱく質、カルシウム補給を

カフェオレ

材料（2人分）

牛乳…300mℓ
インスタントコーヒー…適量

果物

キウイフルーツ（グリーン）…1個（2人分）

ロールパン

4個（2人分）

Point

スパニッシュオムレツ

たんぱく質、脂質、糖質の3大栄養素がそろう栄養価の高い一皿。また、トマトは抗酸化作用があるリコピンを豊富に含みます。リコピンは油を使って加熱調理することで摂取効率が高まり、ポテトサラダとまぜることでしっとり食べやすいオムレツに。

キウイフルーツ

キウイはビタミンCや食物繊維を多く含みます。酸味が苦手な方は、黄色いゴールドキウイを。

カフェオレ

電子レンジで人肌に温めた牛乳に、インスタントコーヒーをパラパラ入れるだけで簡単にカフェオレのでき上がり。牛乳のにおいが苦手な人にもおすすめです。

朝食　洋風献立

肉	魚	卵	大豆	乳製品
緑野菜	果物	海藻	いも	油

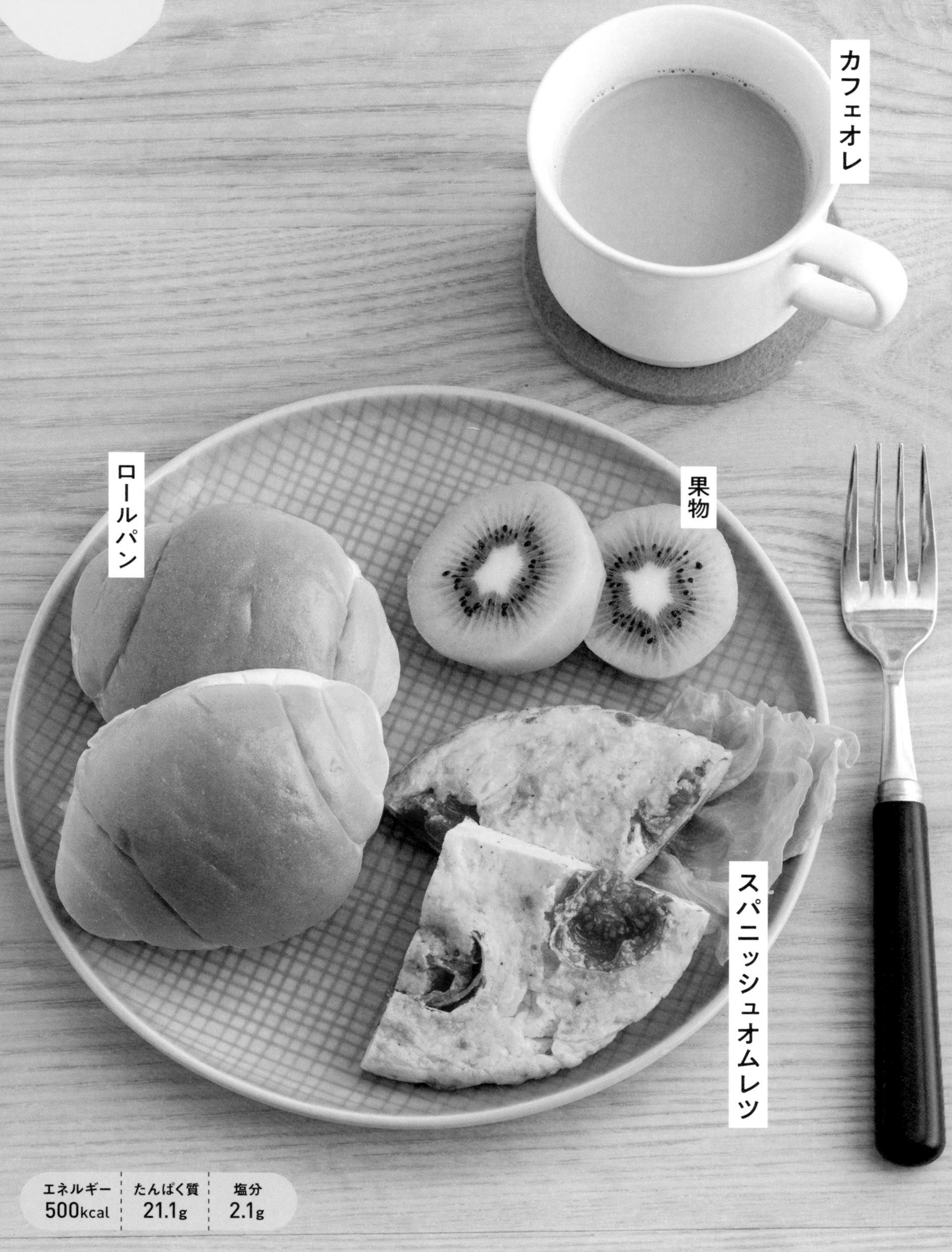
カフェオレ
ロールパン
果物
スパニッシュオムレツ

エネルギー	たんぱく質	塩分
500kcal	21.1g	2.1g

レトルトの牛丼の具を使って食べごたえある一皿

肉うどん

レトルト食品　冷凍食品

材料（2人分）

牛丼の具（レトルト。冷凍でもOK）
…2人分
ゆでうどん（冷凍うどんでもOK）…2玉
きのこミックス（冷凍・しいたけ、
しめじ、えのきだけ）…60g
ねぎ（小口切り）…適宜

作り方

1 鍋に湯を沸かし、うどんをさっとゆでて水けをきる（冷凍の場合、電子レンジで表示どおりに加熱する）。

2 耐熱容器にきのこ、牛丼の具を汁ごと入れ、ラップをふんわりとかけて電子レンジで3分ほど加熱し、軽くまぜ合わせる（冷凍の場合、表示どおりに解凍する）。

3 どんぶりに**1**を盛り、**2**をかける。好みでねぎを散らす。

凍らせるだけの簡単栄養デザート

フルーツヨーグルトバーク

冷凍食品

材料（作りやすい分量）

プレーンヨーグルト（水きりしたもの。
またはギリシャヨーグルト）…200g
フルーツ（冷凍・パイン、いちご、
ブルーベリーなど）…80g程度
砂糖…40g

作り方

1 ざるにキッチンペーパーを敷き、プレーンヨーグルトをのせて3時間ほど冷蔵室で水きりする（ギリシャヨーグルトはそのまま使用）。

2 砂糖を加えてまぜる。トレーに薄く流し入れ、フルーツをのせる。

3 冷凍室で2時間ほど冷やし固める。食べやすい大きさに切り、器に盛る。

Point

肉うどん

レトルトの牛丼の具を活用することで、手間暇かけずにボリュームランチのでき上がり。鉄分の多い牛肉とビタミンDを多く含むきのこ類で、骨や筋肉に必要な栄養摂取が期待できます。また、器に湯200㎖＋めんつゆ大さじ1を入れ、肉うどんを盛りつけるだけで、汁うどんも楽しめます。

ヨーグルトバーク

アメリカ発のパキパキ手で割って食べる栄養価の高いデザート。たんぱく質とビタミンがとれて、冷凍室にストックしておくと手軽な栄養補給にもなります。

昼食　和風献立

肉	魚	卵	大豆	乳製品
緑野菜	果物	海藻	いも	油

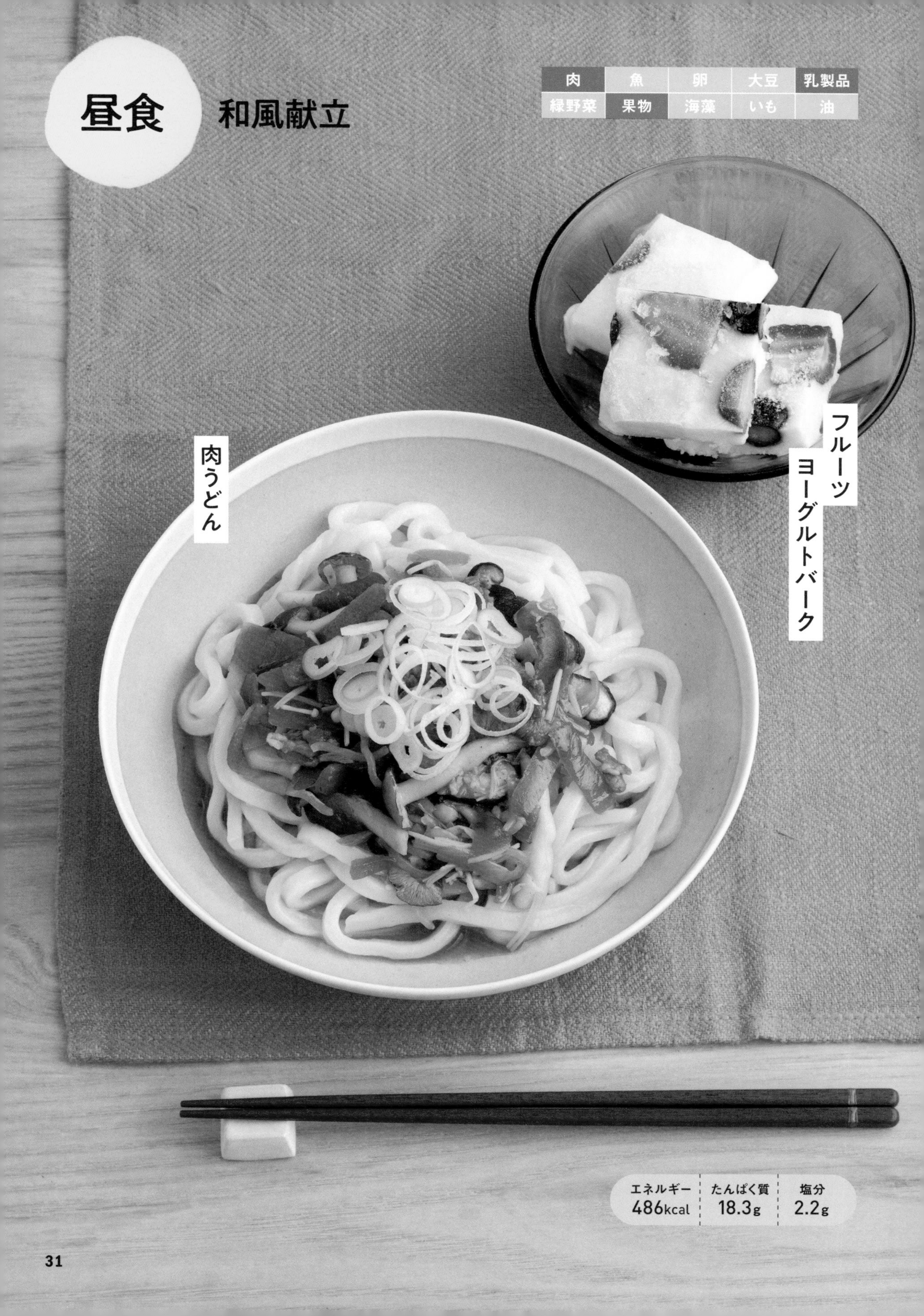

エネルギー	たんぱく質	塩分
486kcal	18.3g	2.2g

栄養たっぷり。生野菜といっしょにさっぱりと

タコライス

レトルト食品　冷凍食品　カット野菜

材料（2人分）

ミートソース（レトルトまたは缶詰）…1パックまたは1缶
アボカド（冷凍。ダイスカット）…80g
ミニトマト…4個
あたたかいごはん…360g
ピザ用チーズ…大さじ4
サラダ用せん切り野菜（キャベツ、紫キャベツ、にんじんなど）…80g

作り方

1 アボカドは解凍する。ミニトマトは半分に切る。

2 皿にごはんを盛り、ミートソース、ピザ用チーズをのせる。ラップをふんわりとかけ、電子レンジでチーズがとけるまで1分ほど加熱する。

3 **1**とせん切り野菜をのせる。

湯を注ぐだけのお手軽スープ

もずくスープ

材料（2人分）

もずく酢（市販品）…1パック（40g）
めんつゆ（3倍濃縮）…小さじ1
ねぎ…少々
湯…200㎖
ラー油…適宜

作り方

1 器にもずく酢、めんつゆ、小口切りにしたねぎを入れて湯を注ぐ。

2 好みでラー油を加える。

Memo

ほぐしたかに風味かまぼこを追加すると、おいしくて彩りもよくなります。魚介類もいっしょにとれるのでおすすめです。

Point

タコライス

ごはんにタコス風の具をのせた沖縄料理です。夏の食欲がないときでも、生野菜が入ることで食べやすくなります。市販の食材を使って盛りつけるだけで、手軽に主食、主菜、副菜が一皿でとれます。生食用のピザ用チーズなら、加熱せずに最後にかけてもOK。チリパウダーを追加すると、本格的な味に。

もずくスープ

不足しがちな海藻類ですが、味つきのもずく酢を上手に味方につけましょう。湯を注ぐだけで、さっぱりとした飲みやすいスープになります。ねぎは、緑色の部分も捨てずに使いましょう。β-カロテンやカルシウム、ビタミンCなどの栄養が含まれています。

昼食 洋風献立

肉	魚	卵	大豆	乳製品
緑野菜	果物	海藻	いも	油

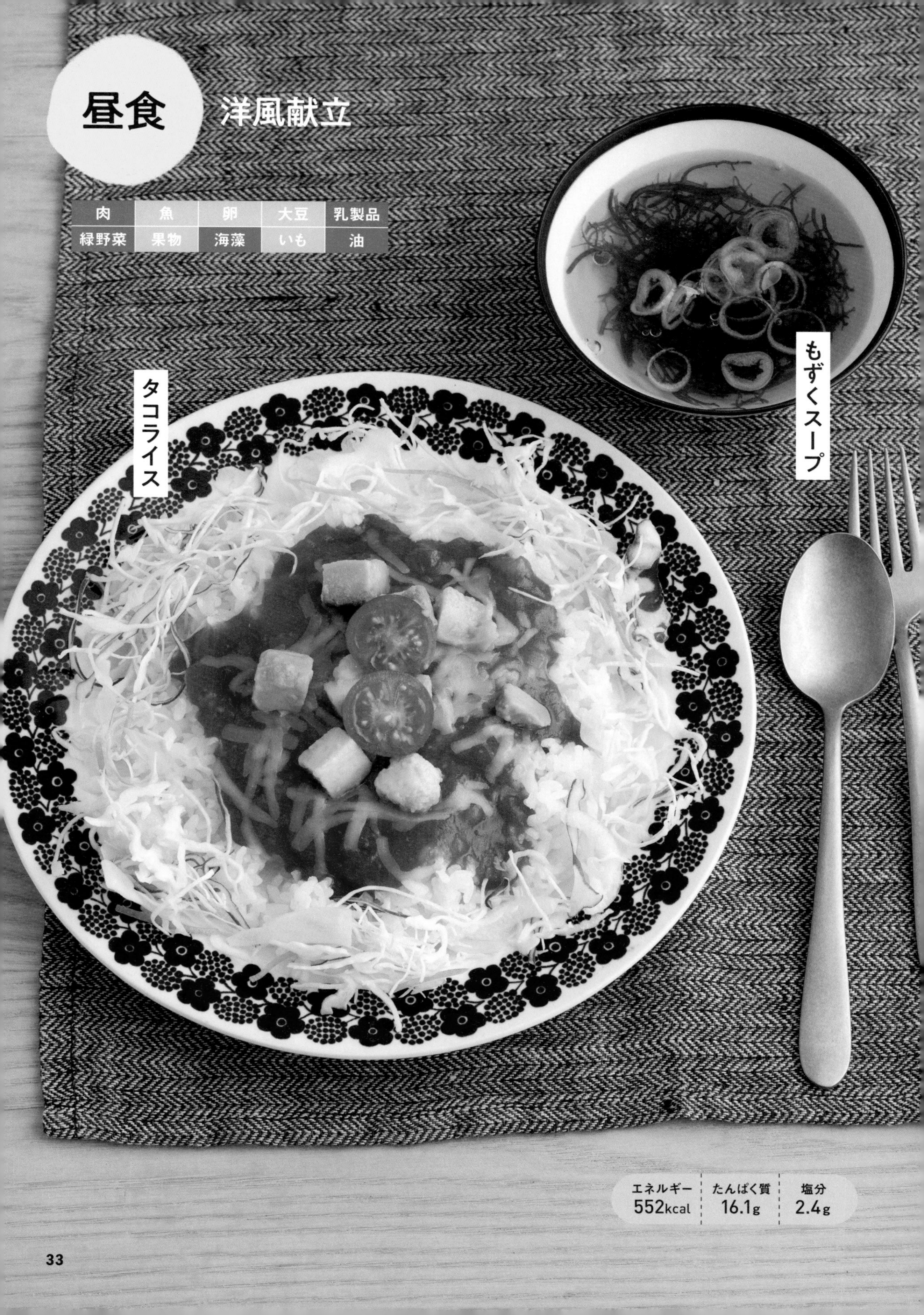

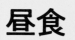

エネルギー	たんぱく質	塩分
552kcal	16.1g	2.4g

栄養価の高い厚揚げを豪華な主菜に

厚揚げステーキのきのこソース

冷凍食品

材料 (2人分)

厚揚げ…300g
さやいんげん(冷凍)…10g
A
- きのこミックス(冷凍・しめじ、えのきだけ、しいたけ)…200g
- めんつゆ(3倍濃縮)…大さじ1
- 水…200ml

かたくり粉…小さじ1
サラダ油…小さじ1

作り方

1 厚揚げは4等分に切る。いんげんは解凍して斜め切りにする。
2 フライパンに油を熱し、厚揚げの両面を焼き色がつくまで焼き、器に盛る。
3 鍋に**A**といんげんを入れて火にかけ、煮詰まってきたら、同量の水でといたかたくり粉でとろみをつけ、**2**にかける。

焼きいもをまぜるだけ

さつまいものサラダ

材料 (2人分)

焼きいも(市販品)…1/2本(150g)
ゆで卵…1個
マヨネーズ…大さじ2
塩、こしょう…各少々
サニーレタス…3〜4枚

作り方

1 焼きいもは、皮や焦げた部分をとり除く。
2 ボウルに**1**とゆで卵を入れ、フォークで切るようにしながらざっくりとまぜ合わせる。マヨネーズを加えてまぜ、塩、こしょうで味をととのえる。
3 器に盛り、サニーレタスを添える。

うまみの詰まった白だしを活用

簡単すまし汁

材料 (2人分)

板かまぼこ(薄切り)…2切れ
三つ葉(ざく切り)…少々
花麩…4個
白だし…大さじ1 1/2
湯…300ml

作り方

器にかまぼこ、三つ葉、麩、白だしを入れ、湯を注ぐ。

ごはん (2人分)

Point

厚揚げステーキのきのこソース
厚揚げは木綿豆腐にくらべ、たんぱく質が約1.6倍、カルシウムは約2倍多く含まれる優秀食材です。きのこソースは、めんつゆを使って煮るだけ。とろみをつけると、パサつきも緩和され、飲み込みやすく食べやすくなります。

さつまいものサラダ
さつまいもは、食物繊維や熱に強いビタミンCを含みます。さらに、ヤラピンという成分は便秘予防の強い味方に。焼きいもとゆで卵をまぜるだけのお手軽栄養サラダです。

簡単すまし汁
だしをとるのが面倒なときに活躍するのが、白だしです。三つ葉のさわやかな香りで、薄味でもおいしく食べられます。余った三つ葉はざく切りにして冷凍すると便利。

夕食 和風献立

肉	魚	卵	大豆	乳製品
緑野菜	果物	海藻	いも	油

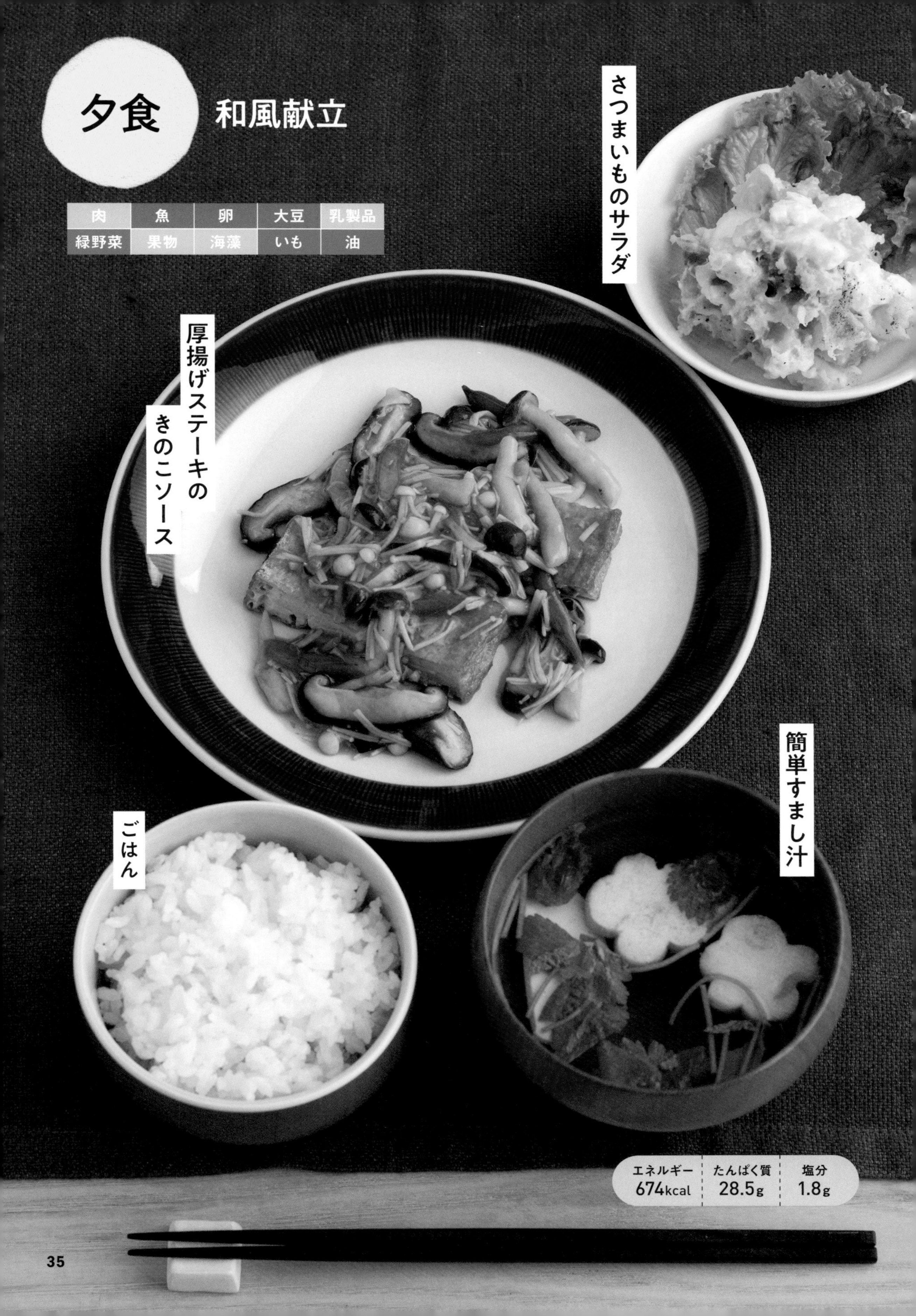

さつまいものサラダ
厚揚げステーキのきのこソース
簡単すまし汁
ごはん

エネルギー	たんぱく質	塩分
674kcal	28.5g	1.8g

見栄えがする栄養たっぷりメニュー

鮭と野菜のチーズ蒸し

冷凍食品

材料（2人分）

生鮭の切り身…2切れ
酒…少々
きのこミックス（冷凍・しいたけ、しめじ、えのきだけ）…50g
パプリカ（冷凍・赤、黄）…30g
ピザ用チーズ…40g

作り方

1 鮭に酒を振り、なじませる。パプリカは解凍して刻む。

2 鮭の長さの倍くらいのクッキングシートを耐熱皿に敷き、鮭が中央になるように置き、きのことパプリカをのせ、さらにピザ用チーズをのせる。

3 クッキングシートの奥と手前のシートを鮭の真上で合わせ、そのまま両端のペーパーをキャンディ包みのようにねじり止め、電子レンジで2分30秒加熱する。火が通っていなかったら、様子を見ながら30秒ずつ加熱して火を通す。

たんぱく質豊富な大豆の水煮を加えて

いんげんのマヨポンあえ

レトルト食品　冷凍食品

材料（2人分）

さやいんげん（冷凍）…30g
板かまぼこ…30g
大豆水煮（レトルト。蒸し大豆でもOK）…30g
A ┌マヨネーズ…大さじ1
　 └ポン酢しょうゆ…小さじ1

作り方

1 いんげんは解凍して食べやすい長さに切る。かまぼこは細切りにする。

2 Aをまぜ合わせ、**1**、大豆をあえる。

ごはん（2人分）

カレーの風味が食欲をそそる

カレースープ

水煮野菜

材料（2人分）

豚汁の具（水煮・大根、にんじん、ごぼう、こんにゃくなど）…1袋（120g）
ウインナソーセージ…2本
水…300mℓ
カレールウ…1皿分（約20g）

作り方

1 豚汁の具はざるに上げて水けをきる。ソーセージは斜め半分に切る。

2 鍋に**1**と水を入れて強火で熱し、沸騰したら中火にしてルウを加え、まぜながらとろみがつくまで2〜3分煮る。

Point

鮭と野菜のチーズ蒸し

電子レンジだけで作れる、和食にも洋食にも合う一皿。加熱後、耐熱皿のまま配膳できるので、洗い物が少なくてすむのも助かります。ビタミンDの多い鮭やきのこ類といっしょに、カルシウムの多いチーズを組み合わせることで骨を強くしたい人におすすめ。

いんげんのマヨポンあえ

最近では、いろいろな豆類の缶詰やレトルトパックが手軽に手に入ります。豆類はたんぱく質や食物繊維が多いので、いろいろな豆類に変更して楽しむのもおすすめです。

カレースープ

市販のクリームシチュー、ビーフシチュー、ハヤシライスなどのルウに置きかえることでバリエーションが広がります。ソーセージをツナ缶にかえてもOK。

夕食 洋風献立

肉	魚	卵	大豆	乳製品
緑野菜	果物	海藻	いも	油

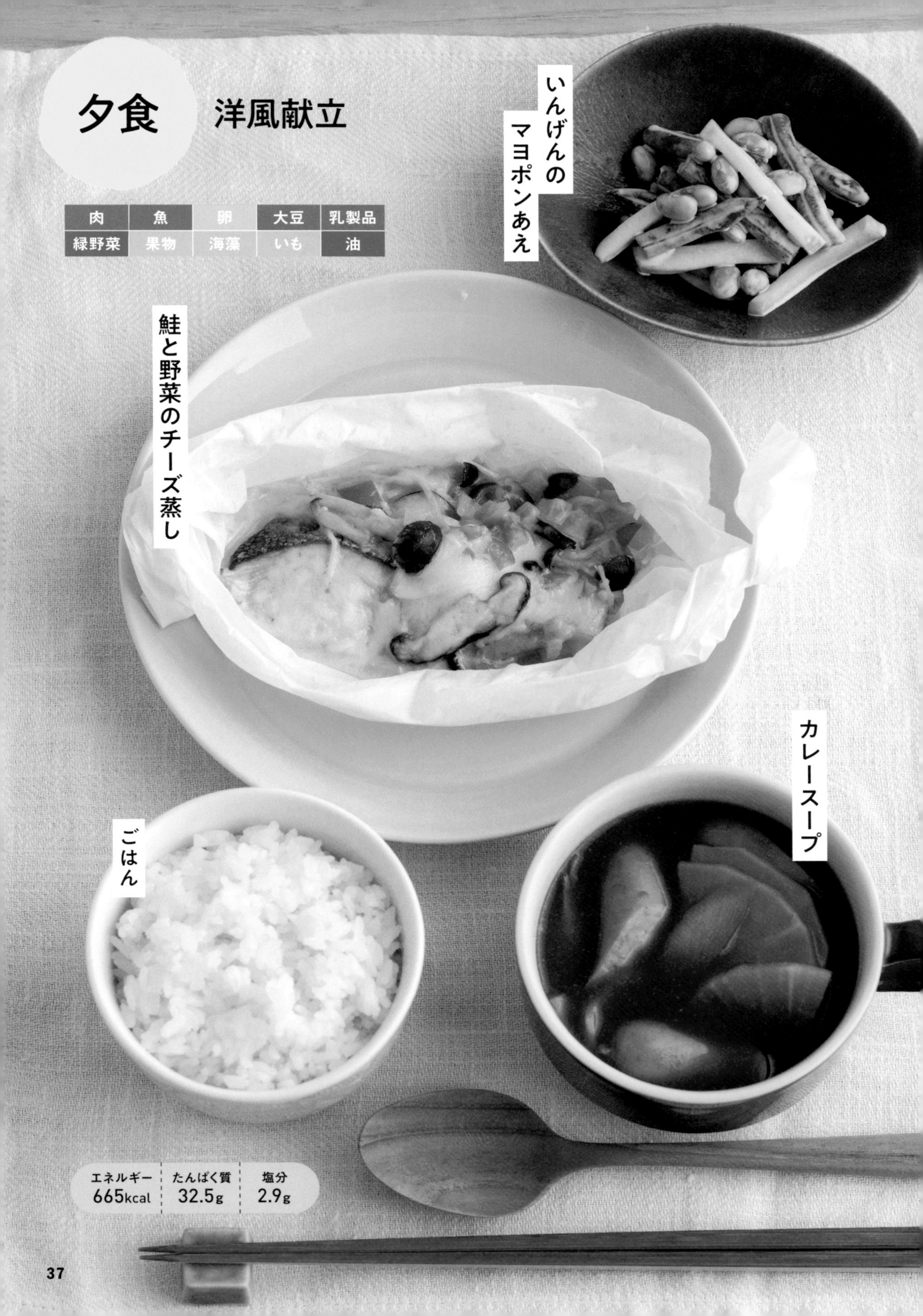
いんげんのマヨポンあえ
鮭と野菜のチーズ蒸し
カレースープ
ごはん

エネルギー	たんぱく質	塩分
665kcal	32.5g	2.9g

鉄分たっぷり！ スープにアレンジしてもおいしい

牛肉とわかめのいため物

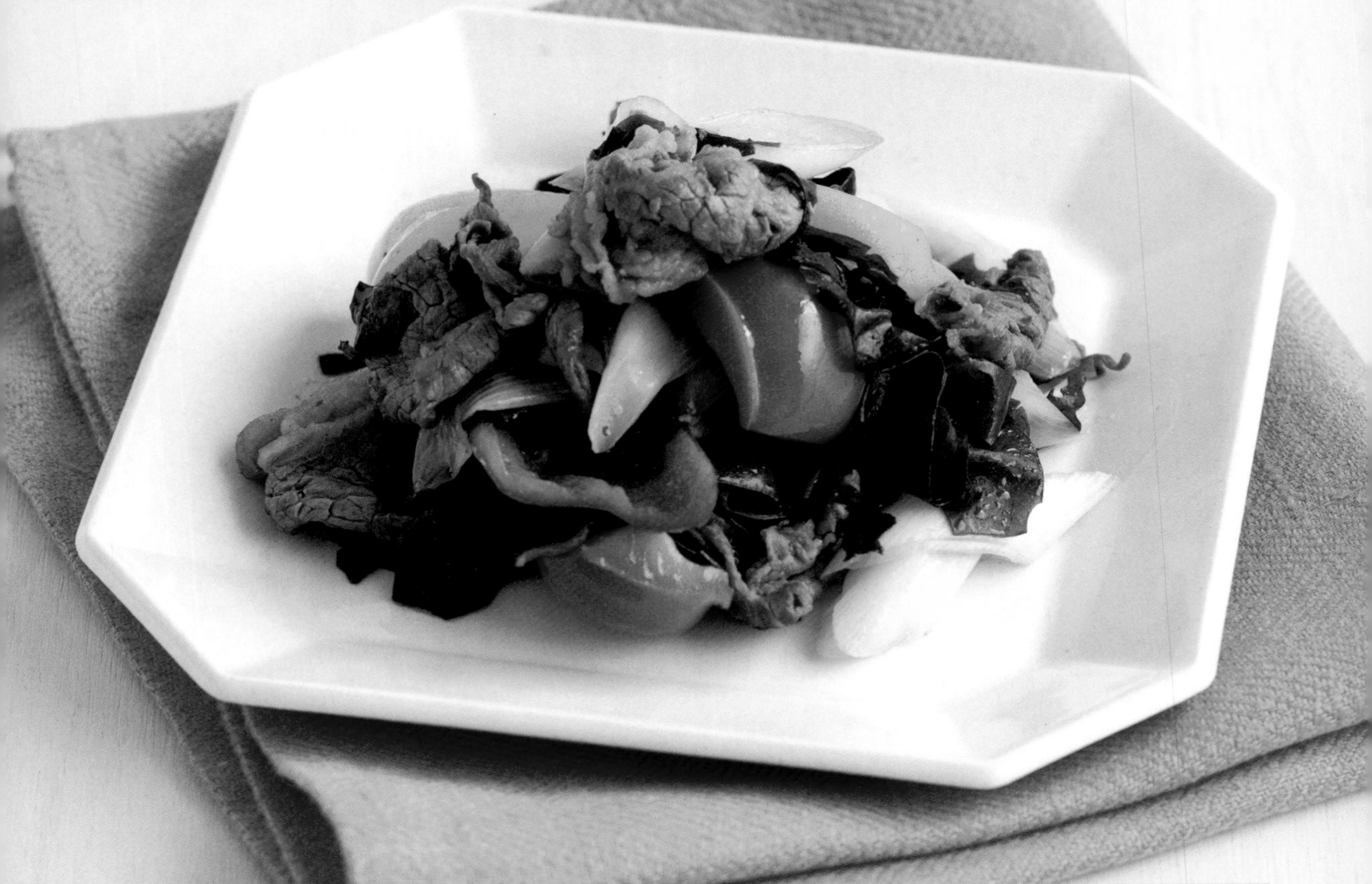

肉	魚	卵	大豆	乳製品
緑野菜	果物	海藻	いも	油

材料（2人分）

牛切り落とし肉…150g
わかめ（乾燥）…6g
パプリカ（赤・黄）…各¼個
ピーマン…1個
ねぎ…⅔本
にんにくのすりおろし（チューブ）…小さじ½
しょうゆ…大さじ½
ごま油…大さじ1

エネルギー	たんぱく質	塩分
263kcal	15.4g	1.0g

作り方

1 わかめは水でもどして水けをきる。パプリカ、ピーマンは乱切り、ねぎは斜め切りにする。

2 フライパンにごま油とにんにくを熱し、香りが立ったら、わかめを入れてよくいためる。

3 牛肉を加えて色が変わったら、**1**の野菜を加えていため、しょうゆで味をつける。

Point

牛肉やわかめには鉄分が多く含まれます。にんにくの香りで食欲もわき、元気になる一品。牛肉のかわりに鉄分の豊富なあさりにしてもOK。冷えに効果のある黒こしょうをきかせると、味のアクセントにも。水を加えて煮て、塩で味をととのえ、スープにしてもおいしいですよ。

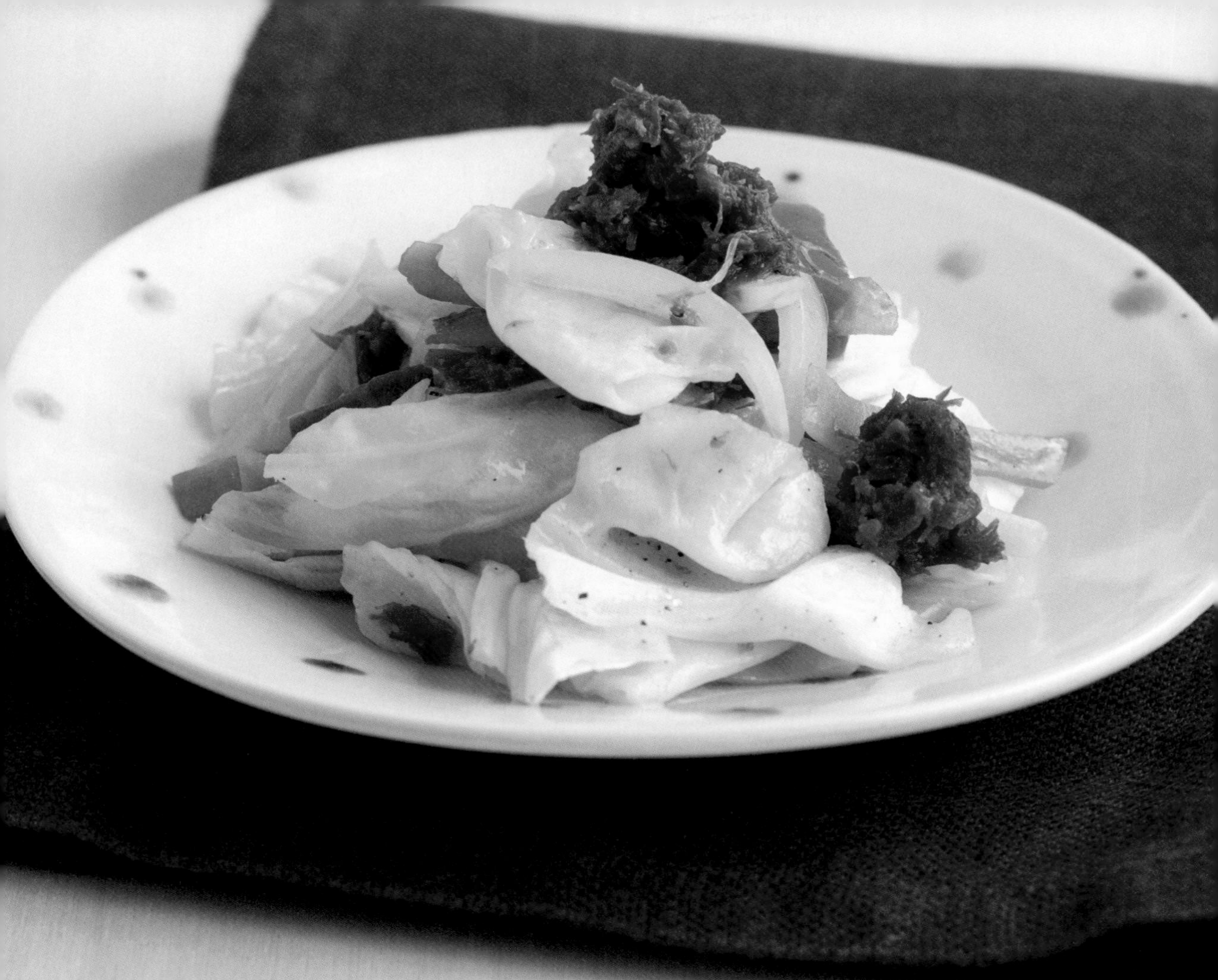

肉	魚	卵	大豆	乳製品
緑野菜	果物	海藻	いも	油

味つけ不要。電子レンジですぐできる！

コンビーフと野菜のオイル蒸し

缶詰　カット野菜

材料（2人分）

コンビーフ（缶詰）…1缶（80g）
カット野菜（キャベツ、にんじん、玉ねぎなど）
…1袋（200g）
黒こしょう…少々
オリーブ油…大さじ½

エネルギー	たんぱく質	塩分
129kcal	9.1g	0.7g

作り方

1 耐熱皿に軽くほぐしたコンビーフと野菜、黒こしょうを入れてざっくりとまぜ、オリーブ油を全体に回しかける。

2 ラップをふんわりとかけ、電子レンジで4分ほど加熱する。

Point

コンビーフは、牛肉たっぷりでたんぱく質、脂質を含む栄養価の高い食品です。味がついているので、味つけしなくてもおいしく仕上がります。野菜と組み合わせることで、簡単に栄養バランスをとることができる一皿に変身です。

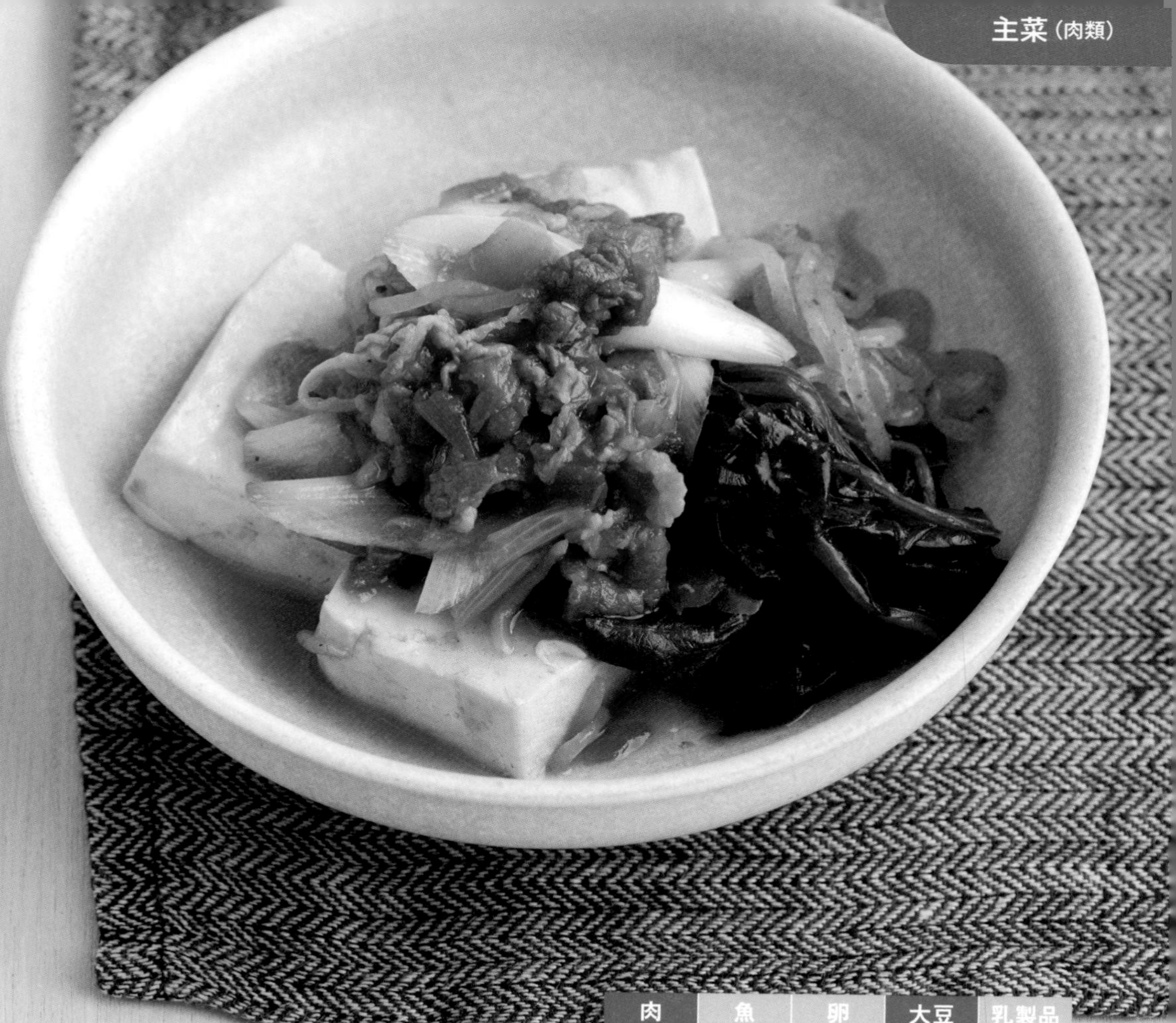

肉	魚	卵	大豆	乳製品
緑野菜	果物	海藻	いも	油

レトルト食品を使って味しみしみ簡単煮物

肉豆腐

冷凍食品　レトルト食品

材料（2人分）

牛丼の具（レトルト）… 1袋（160g）
木綿豆腐…½丁
しらたき… 60g
ねぎ…⅔本
ほうれんそう（冷凍）… 60g
水… 200mℓ

エネルギー	たんぱく質	塩分
190kcal	11.6g	0.9g

作り方

1 豆腐は食べやすい大きさ、しらたきは食べやすい長さに切る。ねぎは斜め切りにする。

2 鍋に牛丼の具を汁ごと入れ、水を加えて火にかける。沸騰したら豆腐、ねぎ、ほうれんそう、しらたきを加え、アクをとりながら火を通す。

Point

市販の牛丼の具はしっかり味つけされているので、いろいろな食材といっしょに煮込むだけで、栄養バランスのいい、ボリューム感のあるおかずがスピーディーにでき上がります。また、塩分はさほど多くないため、実は減塩効果も期待できます。冷凍の牛丼の具を使ってもOKです。

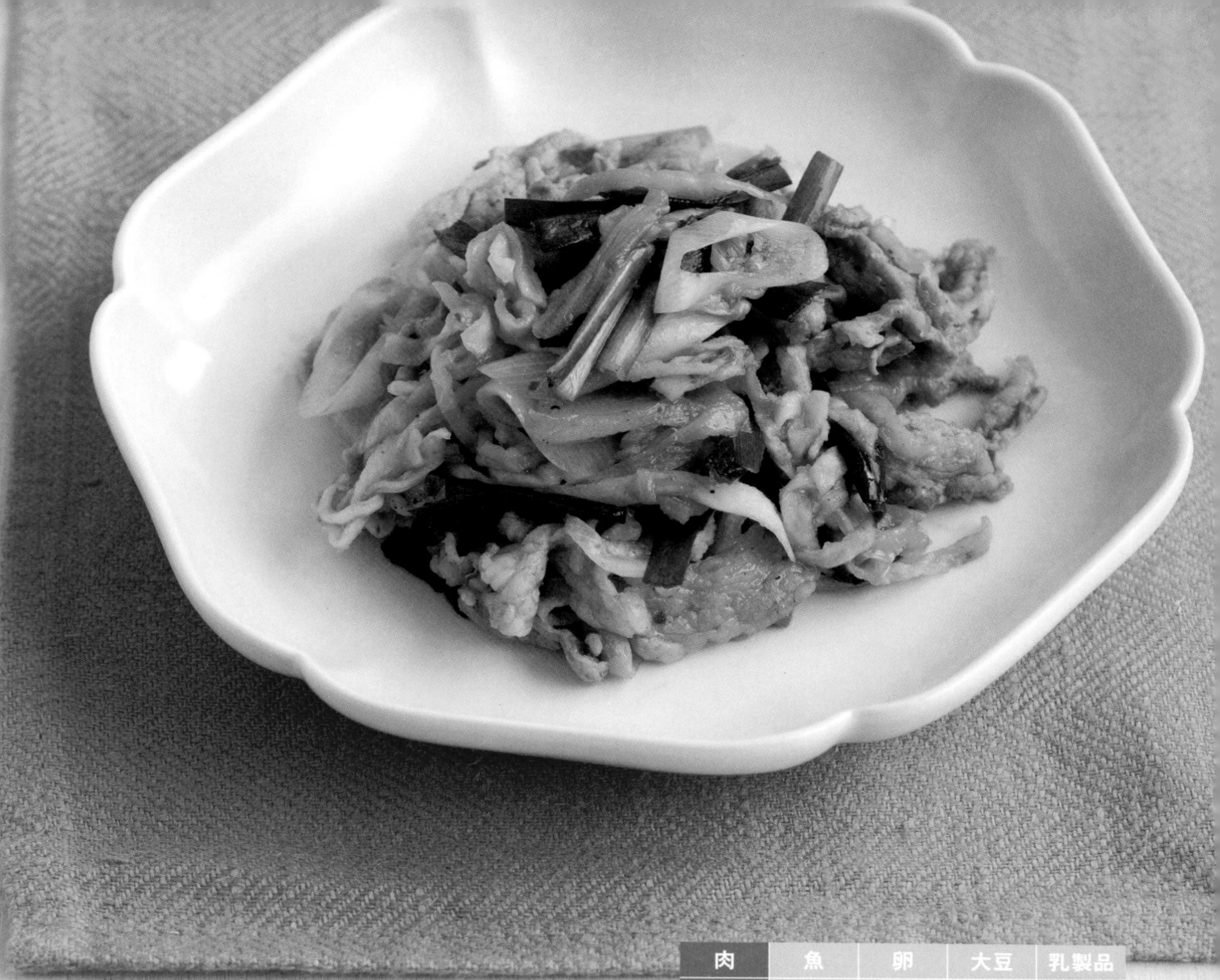

肉	魚	卵	大豆	乳製品
緑野菜	果物	海藻	いも	油

乾物も上手に活用してコクのある一皿に

豚と切り干し大根のキムチいため

材料（2人分）

豚切り落とし肉…200g
切り干し大根（乾燥）…8g
ねぎ…30g
にら…30g
白菜キムチ…50g
塩、こしょう…各少々
しょうゆ…小さじ1
ごま油…大さじ1

エネルギー	たんぱく質	塩分
293kcal	21.2g	1.8g

作り方

1 切り干し大根は水でもどして水けをきり、食べやすい長さに切る。キムチは大きければ食べやすい大きさに切る。

2 ねぎは斜め切り、にらは3cm幅に切る。豚肉は塩、こしょうをする。

3 フライパンにごま油を熱し、キムチをよくいためる。豚肉を加えて色が変わったら、ねぎ、にら、切り干し大根を加えていため、しょうゆで味をつける。

Point

切り干し大根に含まれる食物繊維のリグニンは、便秘解消や整腸作用に効果があり、栄養素も生の大根をはるかに上回ります。乾物のため常温保存もできるので、ぜひストックしたい食材です。また、にらが余ったら、ざく切りにして冷凍しておくと便利です。

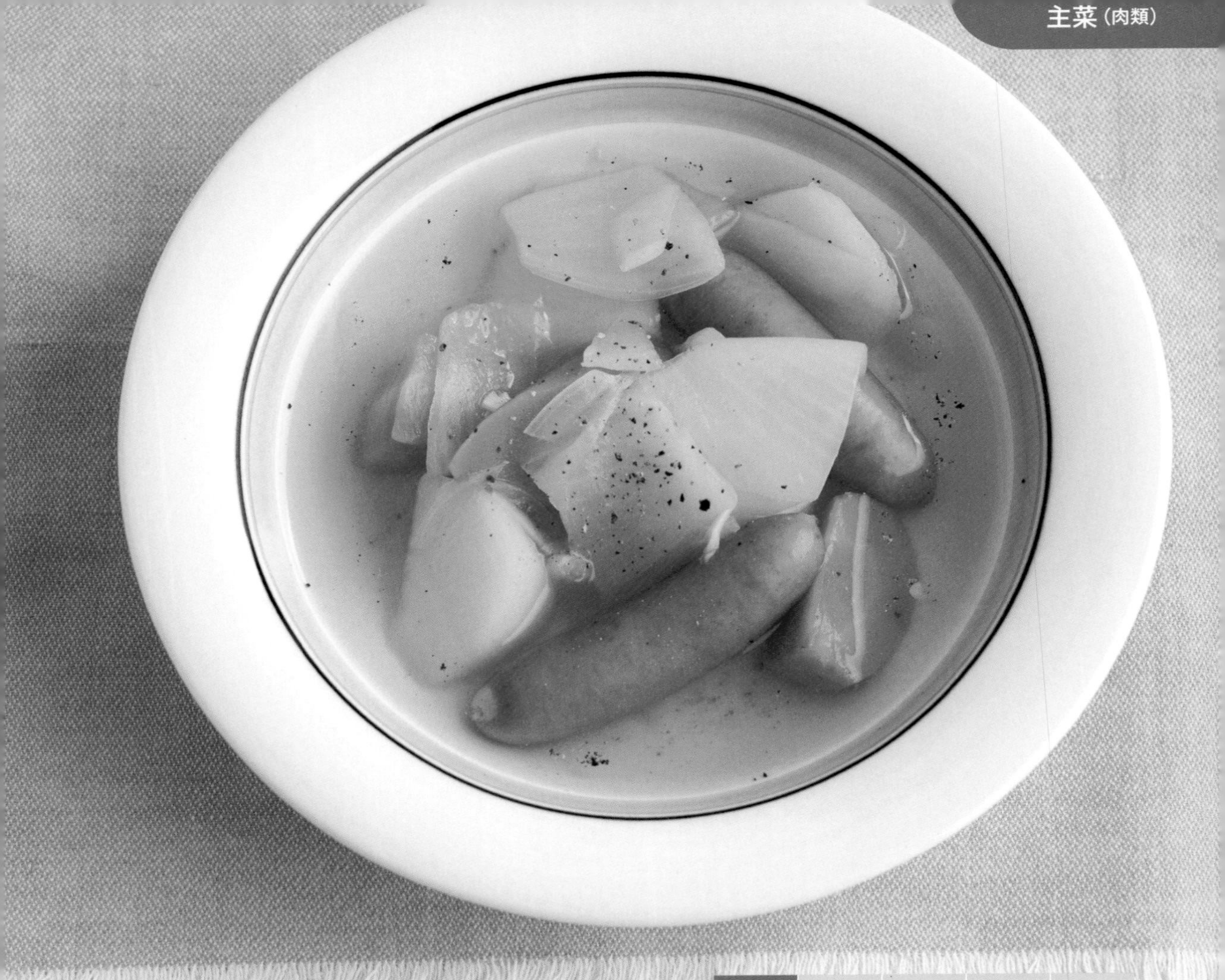

肉	魚	卵	大豆	乳製品
緑野菜	果物	海藻	いも	油

水煮の野菜を使ってすぐできる

ポトフ

水煮野菜

材料 （2人分）

ウインナソーセージ…6本
水煮野菜（じゃがいも、にんじん、玉ねぎなど）…1袋（150g）
A
- コンソメスープのもと（固形）…1個
- 水…400mℓ

塩、黒こしょう…各少々

エネルギー	たんぱく質	塩分
237kcal	8.1g	2.2g

作り方

1 野菜は袋から出して水けをきる。

2 鍋に野菜とソーセージ、**A**を入れて火にかけ、沸騰したら10分煮る。塩で味をととのえ器に盛り、黒こしょうを振る。

Point

少し肌寒いときに食べたい簡単なフランス料理。野菜を切って調理してもいいですが、それすら手間と感じるときにおすすめなのが、下処理いらずの下ゆで野菜。塩味が薄いと感じたときには塩を加えず、ローリエなどのハーブを加えて、おいしい減塩対策がおすすめ。

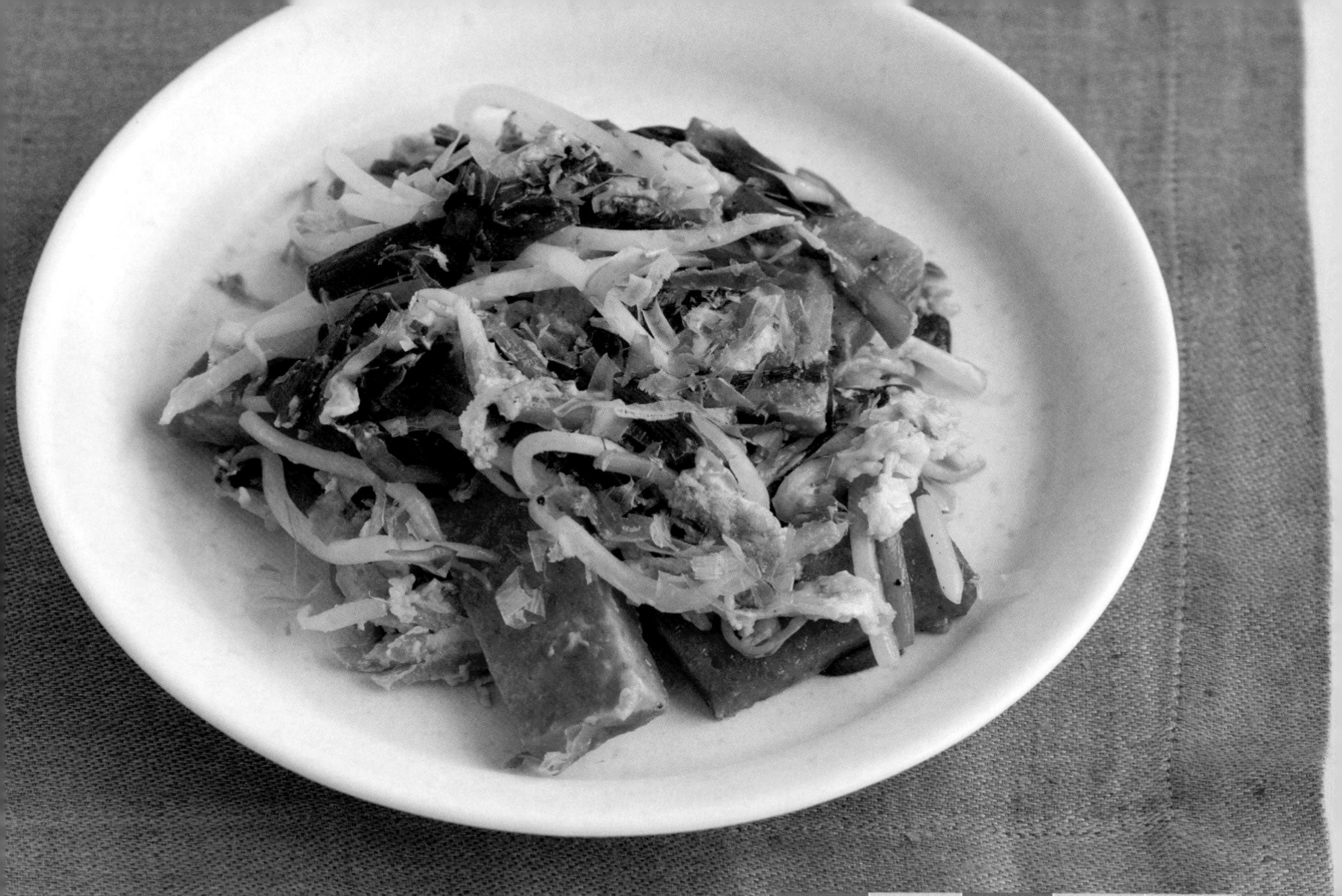

肉	魚	卵	大豆	乳製品
緑野菜	果物	海藻	いも	油

簡単で、肉も卵も野菜もとれる栄養満点のいため物

ランチョンミートのちゃんぷるー

缶詰　カット野菜

材料（2人分）

ランチョンミート（缶詰）…½缶（100g）
卵…2個
めんつゆ（3倍濃縮）…小さじ1
カット野菜（もやし、にんじん、にらなど）
…1袋（200g）
こしょう…少々
削り節…少々
ごま油…小さじ1

作り方

1 ランチョンミートは食べやすい大きさに切る。卵はとき、めんつゆを加えてまぜる。

2 フライパンにごま油を熱し、ランチョンミートを並べて焼き、両面に焼き色がついたらとり出す。

3 フライパンに野菜を入れていため、しんなりしたらランチョンミートを戻し入れ、とき卵を加えて全体をまぜる。こしょうで味をととのえて器に盛り、削り節をかける。

Point

ランチョンミートは主に豚肉が使用され、適度な塩味とうまみがあるため、ほかの食材といためるだけで味がほぼととのいます。豚肉と卵とたくさんの野菜がいっしょにとれる栄養満点レシピです。ランチョンミートはこんがり焼き目をつけると、よりおいしくなります。

エネルギー	たんぱく質	塩分
256kcal	14.8g	1.5g

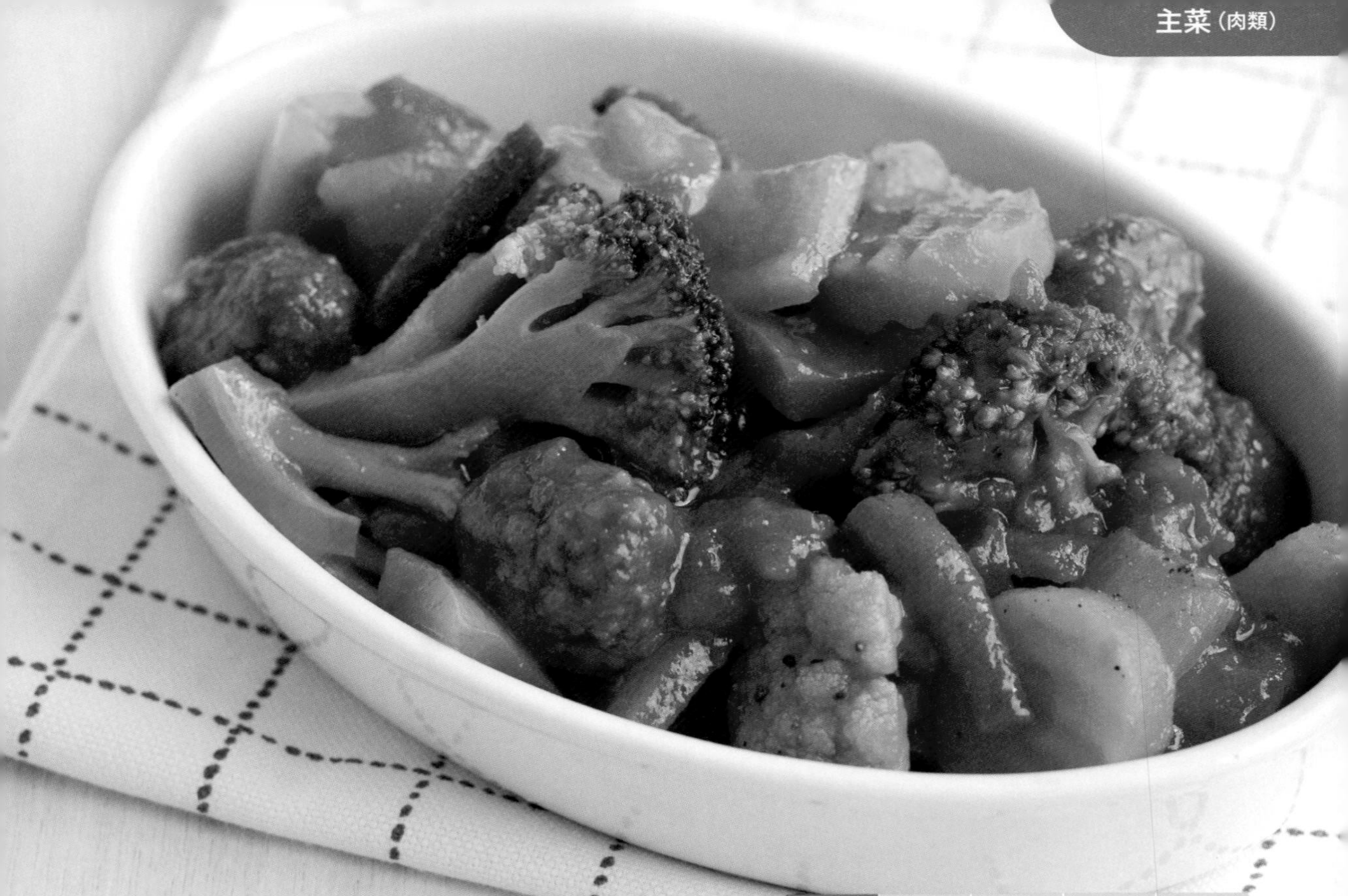

肉	魚	卵	大豆	乳製品
緑野菜	果物	海藻	いも	油

たんぱく質とたっぷりの野菜をとりたいときに

ミートボール入りラタトゥイユ

レトルト食品　冷凍食品　缶詰

材料（2人分）

ミートボール（レトルト）… 6個
洋風野菜ミックス（冷凍・カリフラワー、さやいんげん、ブロッコリーなど）… 1袋（200g）
パプリカ（赤、黄）… 各1/4個
玉ねぎ … 1/2個
にんにくのすりおろし（チューブ）… 少々
カットトマト（缶詰）… 1/2缶（200g）
コンソメスープのもと（固形）… 1個
砂糖 … 小さじ2
こしょう … 少々
オリーブ油 … 大さじ1

エネルギー	たんぱく質	塩分
280kcal	11.3g	1.9g

作り方

1. ミートボールは表示どおりに加熱する。パプリカと玉ねぎは一口大に切る。
2. 鍋にオリーブ油とにんにくを入れて熱し、にんにくの香りが立ったら、**1**の野菜と冷凍野菜を加えていためる。
3. カットトマト、コンソメ、砂糖、ミートボールを加え、ふたをして蒸し煮にし、野菜に火が通ったらこしょうで味をととのえる。

Point

ラタトゥイユは、フランス南部の煮込み料理。ローリエやオレガノなどのハーブをいっしょに煮込むと、塩分が少なくてもおいしく本格的な味に仕上がります。ミートボールが加わることで、たんぱく質もしっかりとりつつ野菜もたっぷりの一皿となります。パンのメニューにもおすすめ。

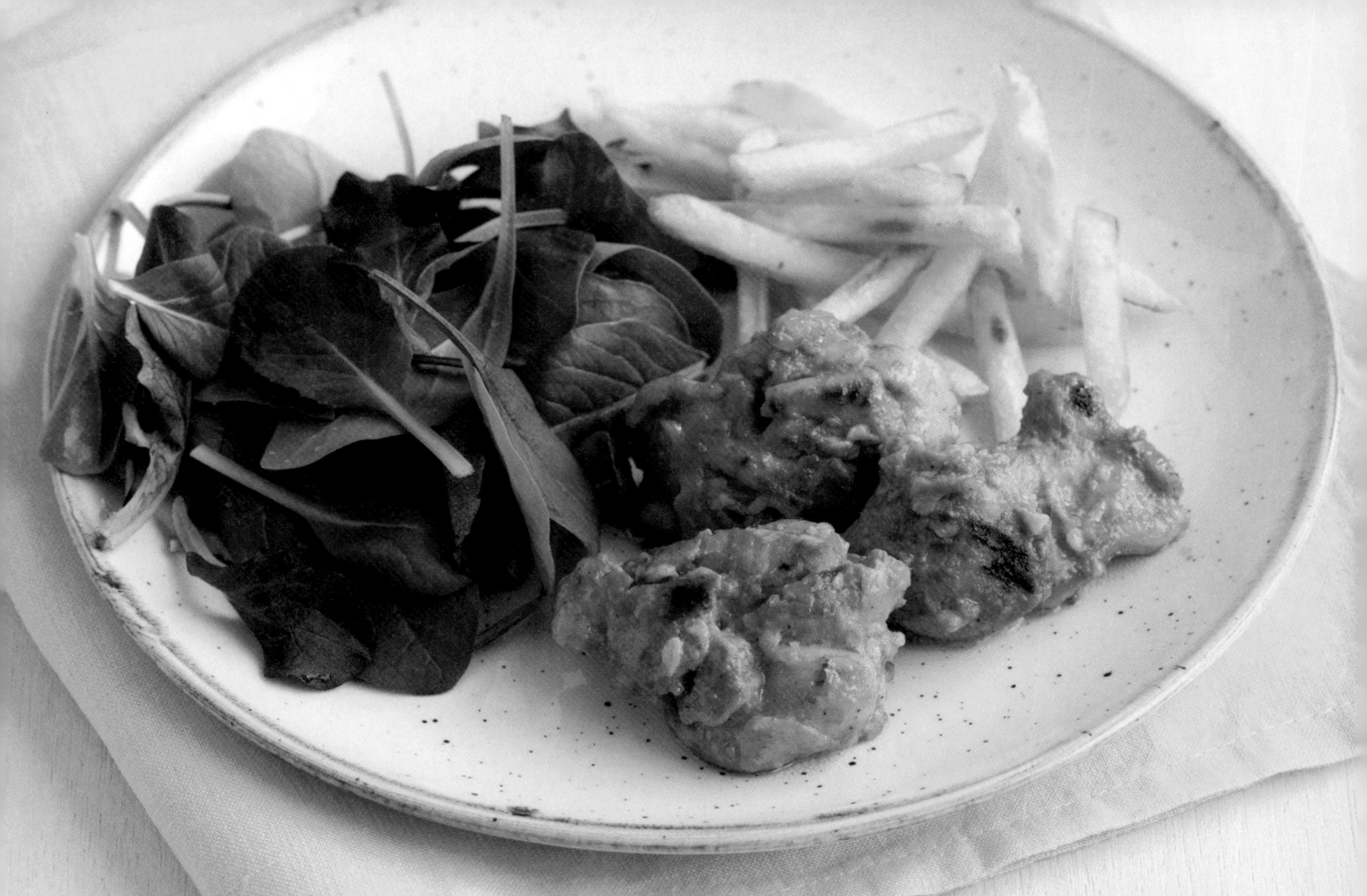

肉	魚	卵	大豆	乳製品
緑野菜	果物	海藻	いも	油

ヨーグルトを使って肉をやわらかくしっとりと

タンドリーチキン

冷凍食品

材料（2人分）

鶏もも肉（唐揚げ用）… 200g

A
- プレーンヨーグルト…大さじ1
- トマトケチャップ…大さじ1
- カレー粉…小さじ1
- 塩…少々
- にんにくのすりおろし（チューブ）…少々
- しょうがのすりおろし（チューブ）…少々

フライドポテト（冷凍）…適量

ベビーリーフ…適量

作り方

1 鶏肉は**A**の調味料をよくもみ込んで15分以上おく。フライドポテトは表示どおりに加熱する。

2 フライパンにクッキングシートを敷いて**1**の鶏肉を並べ、両面を15分ほど焼く。

3 器に盛り、ベビーリーフ、フライドポテトを添える。

Point

最近は唐揚げ用としてすでに切ってある鶏肉が購入できるので、とても便利です。肉は焦げやすいので、厚みのない唐揚げ用を使うと火が通りやすくなります。また、肉をヨーグルトにつけ込むと、やわらかくしっとりします。カレー粉を使うと食欲増進効果も。

エネルギー	たんぱく質	塩分
357kcal	19.1g	1.0g

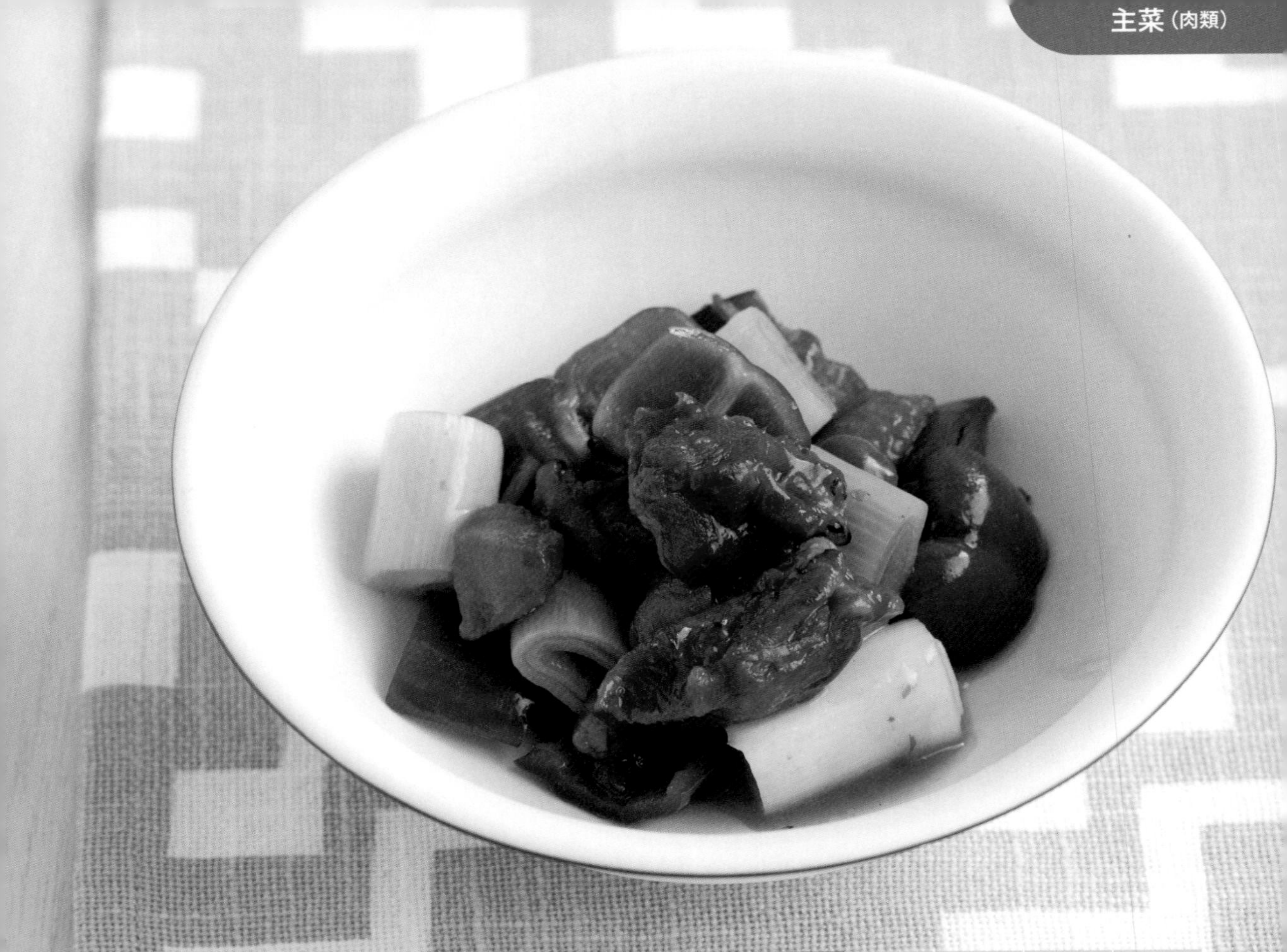

肉	魚	卵	大豆	乳製品
緑野菜	果物	海藻	いも	油

手軽に電子レンジでスピード調理

焼き鳥ねぎピーマン

缶詰

材料（2人分）

焼き鳥（缶詰・たれ味）… 2缶（150g）
ピーマン… 2個（60g）
ねぎ… 1/2本（50g）

作り方

1 ピーマンは食べやすい大きさに切る。ねぎはぶつ切りにする。

2 耐熱皿に焼き鳥を汁ごと入れ、**1**を加える。ラップをふんわりとかけ、電子レンジで3分ほど加熱する。

エネルギー	たんぱく質	塩分
145kcal	14.4g	1.7g

Point

焼き鳥の缶詰の味つけを活用した、お手軽料理です。ピーマンに含まれるビタミンCは熱に強く、加熱しても効率よく摂取できる心強い食材。焼き鳥の缶詰は、汁ごと玉ねぎといっしょに煮てとき卵でとじて親子丼にしたり、アレンジ自由自在のおすすめ食材です。

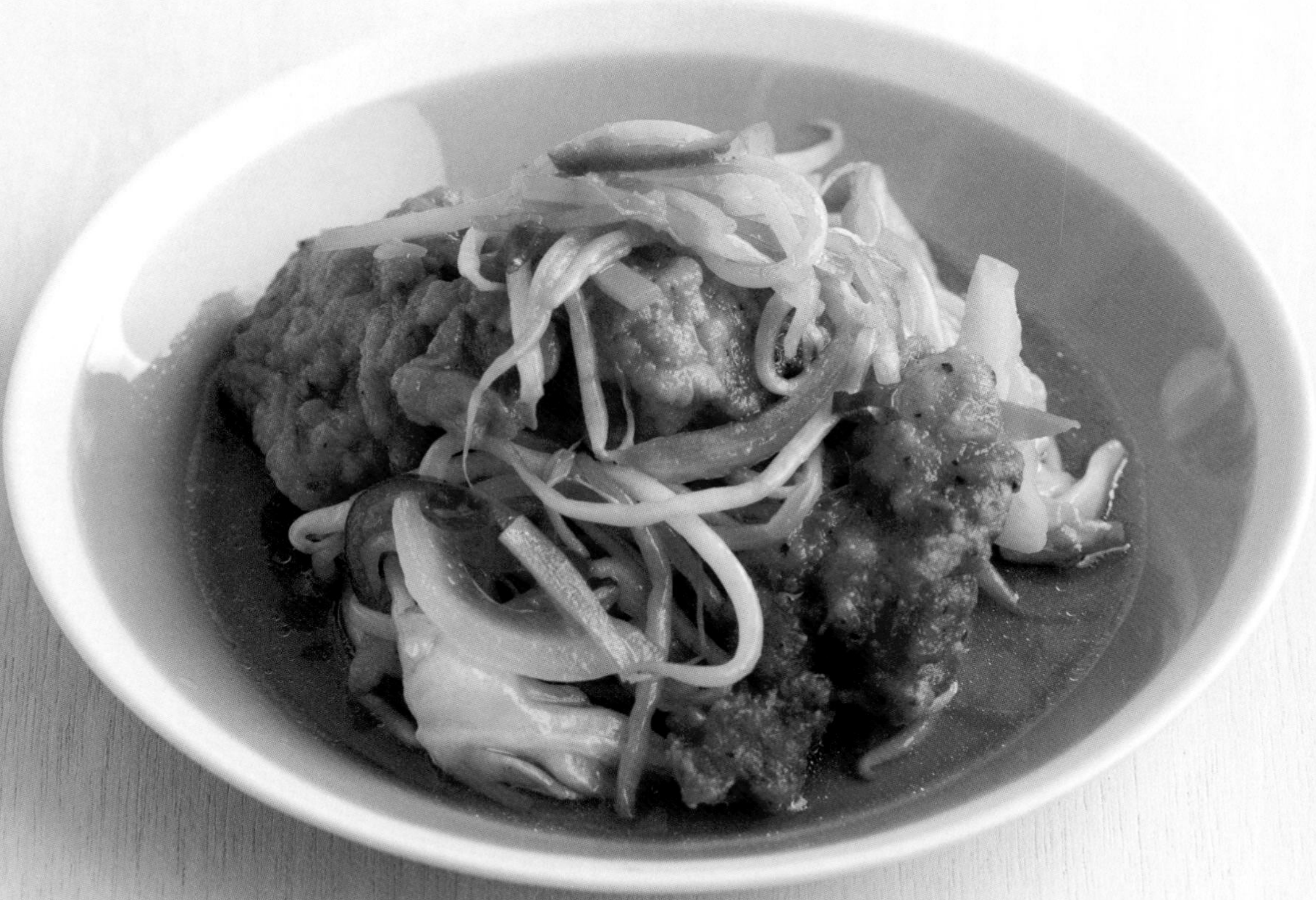

肉	魚	卵	大豆	乳製品
緑野菜	果物	海藻	いも	油

野菜たっぷりでさっぱりとしたおいしさ

から揚げの南蛮漬け

冷凍食品　カット野菜

材料（2人分）

鶏のから揚げ（冷凍）… 6個
カット野菜（もやし、ピーマン、
　玉ねぎなど）… 1袋（150g）

A
- 酢…大さじ2
- しょうゆ…大さじ2
- みりん…大さじ2
- 砂糖…小さじ1
- 水… 100㎖
- 赤とうがらし（小口切り）… 1本

サラダ油…大さじ½

エネルギー	たんぱく質	塩分
312kcal	19.9g	3.2g

作り方

1 フライパンに油を熱し、野菜をいためる。しんなりしたら、まぜ合わせた**A**を加えてひと煮立ちさせ、火を止める。

2 から揚げは表示どおりに加熱する。

3 容器にから揚げ、**1**の南蛮酢につけた野菜をつけ汁ごと加え、味をなじませる。

Point

酢は食欲増進や、消化を助ける働きがあるため、特に夏場の食欲がないときにもおすすめです。冷凍ではなく総菜を使ってもOK。前日作ったから揚げのアレンジレシピにも。つけだれをすべて食べない場合、塩分は2.2gほどになります。

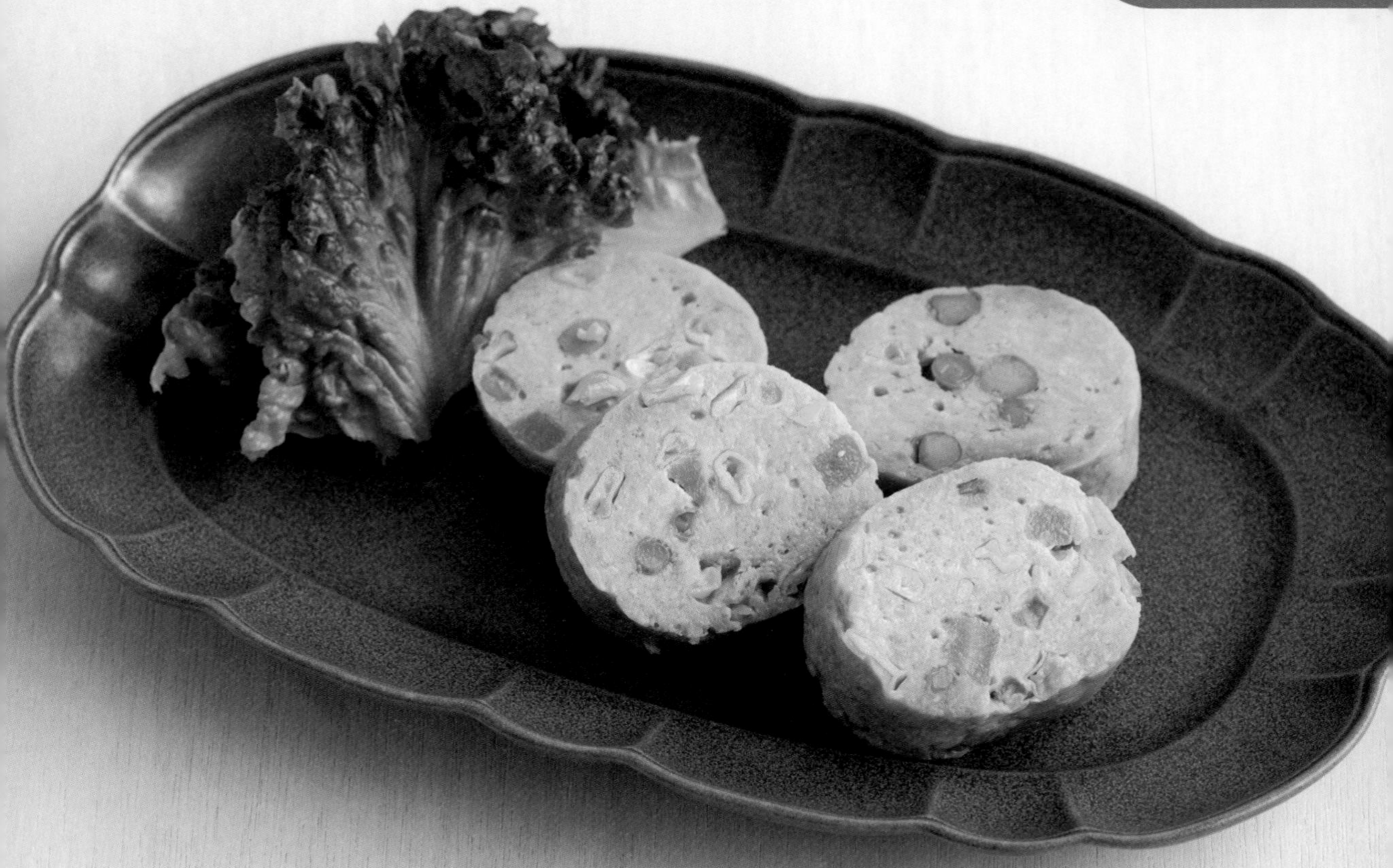

肉	魚	卵	大豆	乳製品
緑野菜	果物	海藻	いも	油

まぜて包んでレンチンするだけでごちそうのでき上がり！

鶏肉のあっさりミートローフ

冷凍食品

材料（2人分）

A
- 鶏ひき肉…200g
- ミックスベジタブル（冷凍）…大さじ4
- かたくり粉…大さじ1
- みそ…大さじ½
- 砂糖…大さじ½
- しょうゆ…小さじ1

サニーレタス…適量

作り方

1 ボウルに**A**を入れ、粘りが出るまでよくねりまぜる。2重にしたラップにのせ、長さ20㎝ほどの棒状に形作り、ラップの両端を結ぶ。つまようじなどで穴を数カ所あける。

2 耐熱皿にのせ、電子レンジで3分加熱する。返してさらに2分加熱し、そのまま5分おく。

3 あら熱がとれたら、食べやすい厚さに切って器に盛り、サニーレタスを添える。

Point

かたい肉が食べづらい方におすすめです。まぜてラップで包み、電子レンジで加熱するだけなので、ぜひ作ってみてください。ラップで包んだらしっかりと両端を結び、必ず穴を数カ所あけてください。穴をあけることで空気が抜けて、破裂防止に。冷めてもおいしいです。

エネルギー	たんぱく質	塩分
227kcal	19.3g	1.1g

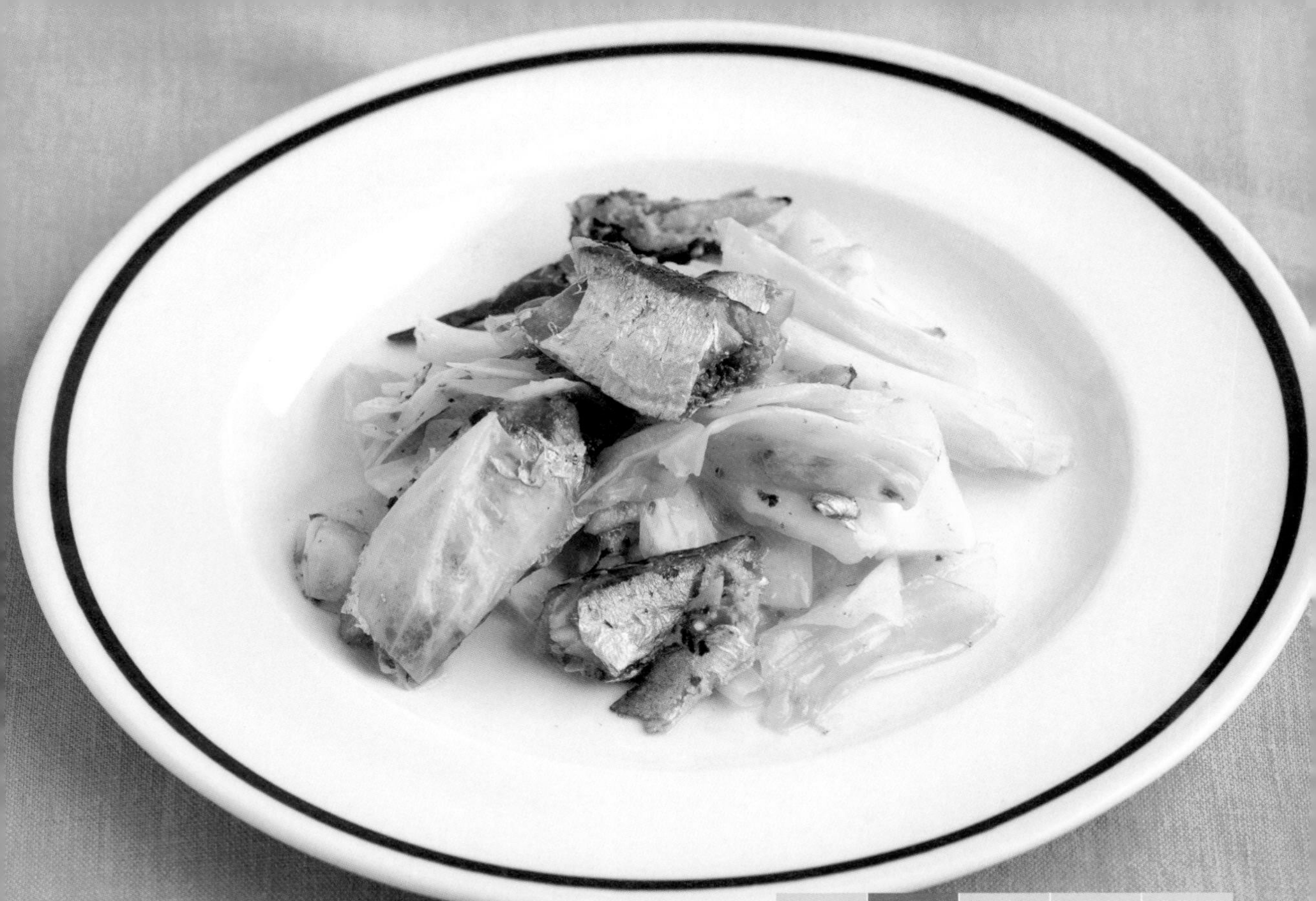

肉	魚	卵	大豆	乳製品
緑野菜	果物	海藻	いも	油

いわしの栄養をまるごととれる！

オイルサーディンとキャベツいため

缶詰　カット野菜

材料（2人分）

オイルサーディン（缶詰）… 1缶（100g）
にんにくのすりおろし（チューブ）…小さじ½
赤とうがらし…少々
カットキャベツ… 1袋（100g）

作り方

1 フライパンにオイルサーディンの缶汁、にんにく、赤とうがらしを熱し、香りが立ったらキャベツを加えていためる。

2 キャベツがしんなりしてきたらオイルサーディンを加え、少しくずしながら全体をいためる。

エネルギー	たんぱく質	塩分
189kcal	10.9g	0.5g

Point

魚の下処理が苦手な方でも、缶詰なら手軽に魚の栄養素をまるごととれますので、おすすめです。オイルサーディン（油漬けいわし）の缶詰は、動脈硬化の予防につながるといわれている良質なオメガ3系脂肪酸や、カルシウムの摂取も期待できます。

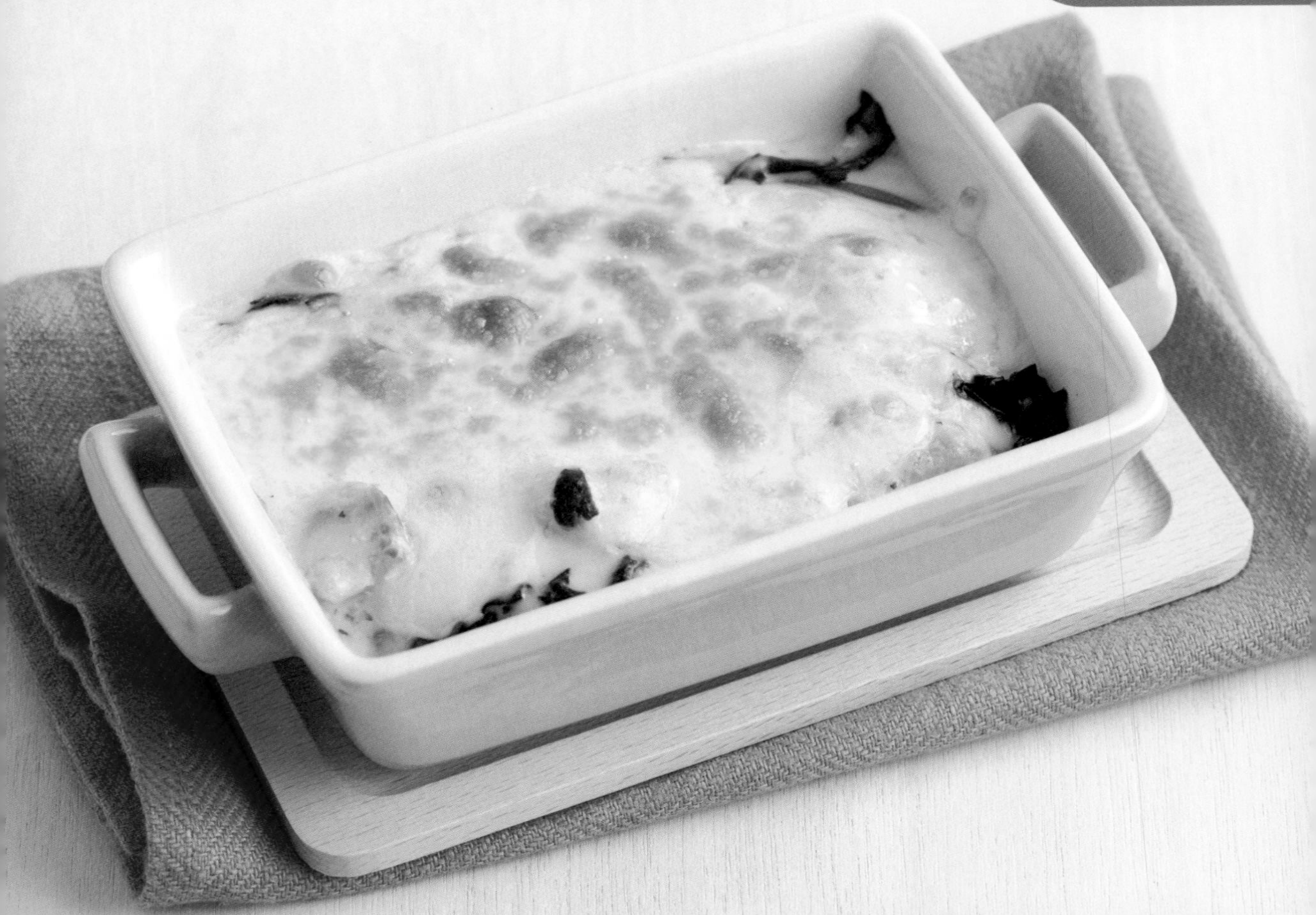

肉	魚	卵	大豆	乳製品
緑野菜	果物	海藻	いも	油

買いおきの定番、鮭缶を使って簡単に！

鮭のグラタン

缶詰　冷凍食品　レトルト食品

材料（2人分）＊写真は2人分です。

鮭水煮（缶詰）… 1缶
ほうれんそう（冷凍）… 50g
ホワイトソース
（レトルト〈19ページ参照〉）… 2袋
ピザ用チーズ… 40g

作り方

1 鮭は缶汁をきり、耐熱皿にほぐしながら入れる。ほうれんそう、ホワイトソースを加えて全体をまぜる。

2 ピザ用チーズをのせ、オーブントースターでチーズがとけるまで8〜10分焼く。

エネルギー	たんぱく質	塩分
272kcal	25.6g	1.9g

Point

使いきりのホワイトソースを活用するので、とても手軽に1食分のグラタンを作ることができます。ほうれんそうのかわりにブロッコリーを使っても美味。鮭缶はビタミンDが豊富で、骨ごと食べられるのでカルシウム補給にもなり、骨折や骨粗しょう症予防の強い味方に。

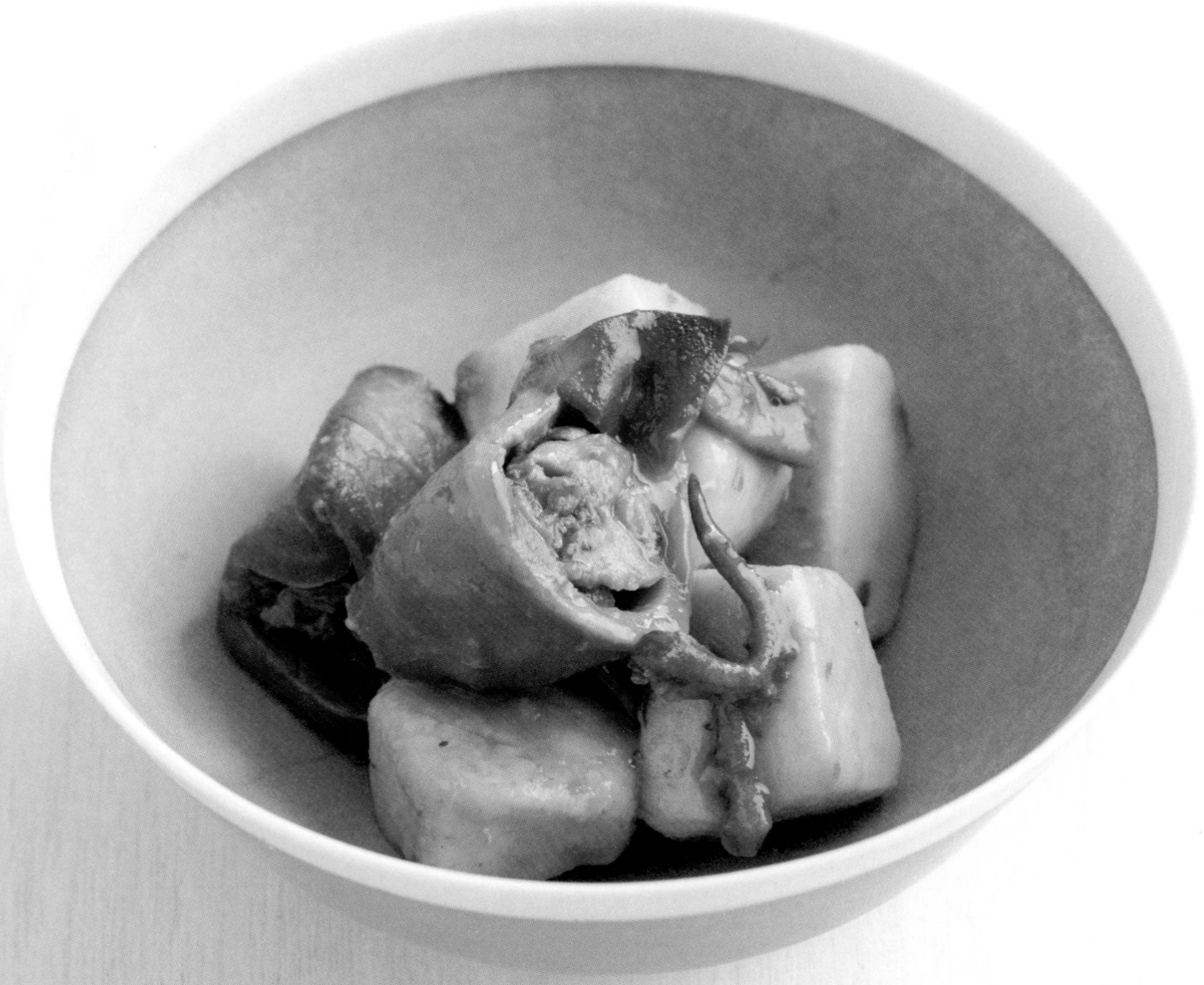

肉	魚	卵	大豆	乳製品
緑野菜	果物	海藻	いも	油

缶詰の味つけのみでコクのある煮物ができる

いかと里いもの煮物

缶詰

水煮野菜

材料　(2人分)

味つけいか (缶詰)… 1缶 (155g)
里いも (水煮)… 1袋 (10個・200g)
水… 150㎖

作り方

1. 鍋にいかを缶汁ごと入れ、里いも、水を加えて中火にかける。
2. 沸騰したら弱火にして10分ほど煮る。

Point

すでに火が通っている食材が中心なので、時間もかからず、急いでいるときに便利な料理です。いかは疲労回復や高血圧に効果があるといわれるタウリンという成分を多く含みます。いかの缶詰は、生のいかを調理するとかたくて食べづらい方におすすめ。すでにやわらかく加工してあり、かみやすく、手軽にたんぱく質も補えます。

エネルギー	たんぱく質	塩分
142kcal	14.1g	1.6g

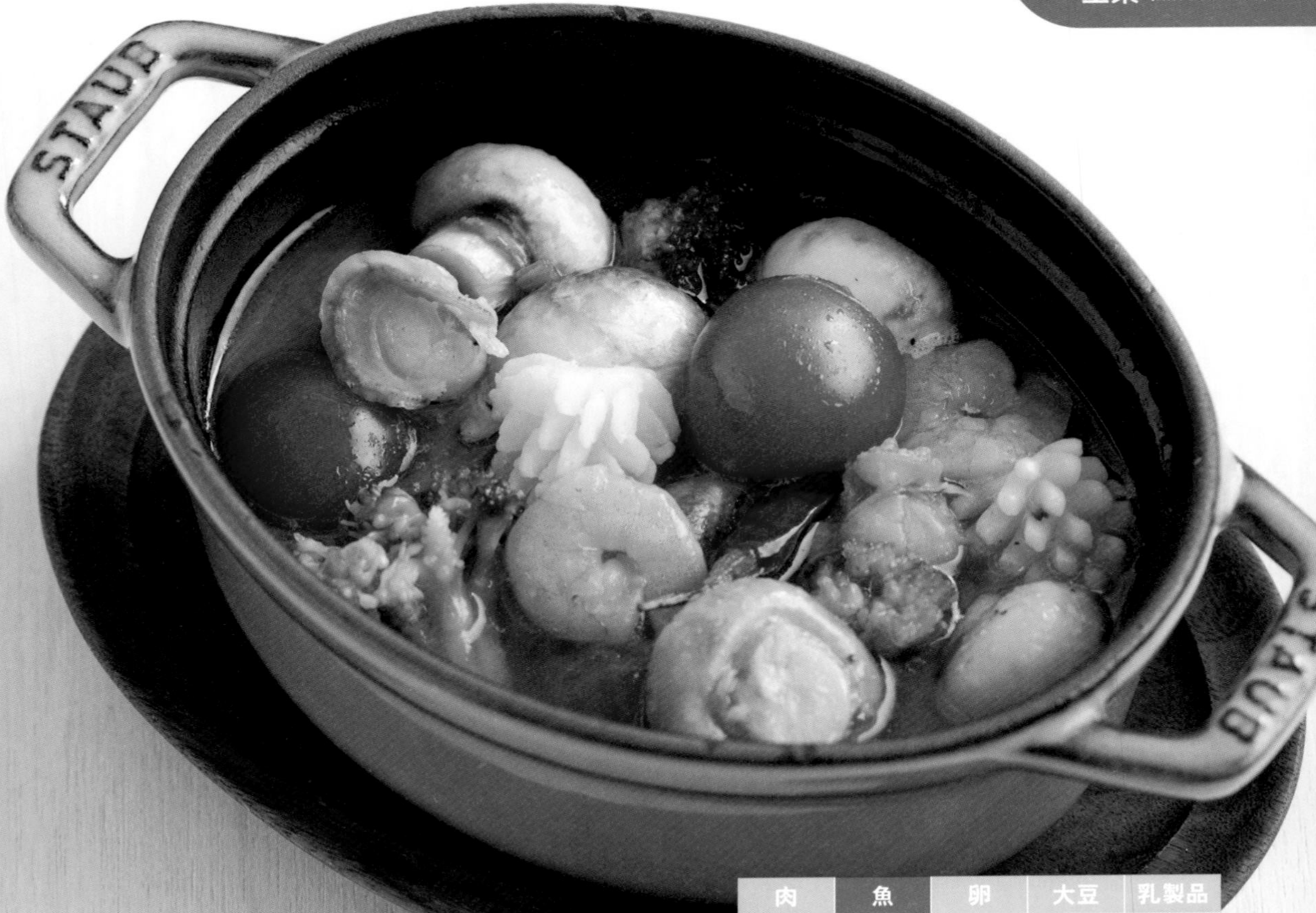

肉	魚	卵	大豆	乳製品
緑野菜	果物	海藻	いも	油

オイルで煮るだけ！ 香りが食欲をそそります

魚介のアヒージョ

冷凍食品

材料 （2人分） ＊写真は2人分です。

シーフードミックス
（冷凍・いか、えび、ほたてなど）… 100g
ブロッコリー（冷凍）… 50g
ミニトマト … 5個
マッシュルーム … 1パック（8〜10個）
赤とうがらし … 1本
にんにく（薄切り）… 1かけ
塩 … 少々
オリーブ油 … 50㎖

エネルギー	たんぱく質	塩分
354kcal	21.6g	1.2g

作り方

1 ブロッコリーは小房に分ける。ミニトマトはへたをとる。マッシュルームは大きいものは縦半分に切る。

2 小さめの鍋に**1**、シーフードミックス、赤とうがらし、にんにく、塩、オリーブ油を入れ、弱火で加熱して全体に火を通す。

Point

油を控える方も多くいますが、油脂は効率のよいエネルギー源になるだけではなく、細胞膜やホルモンの材料になったり、便通をよくしたりするので、ぜひ摂取してほしい食品の一つです。カキが旬の時期には、シーフードミックスをカキにかえてもおいしいですよ。

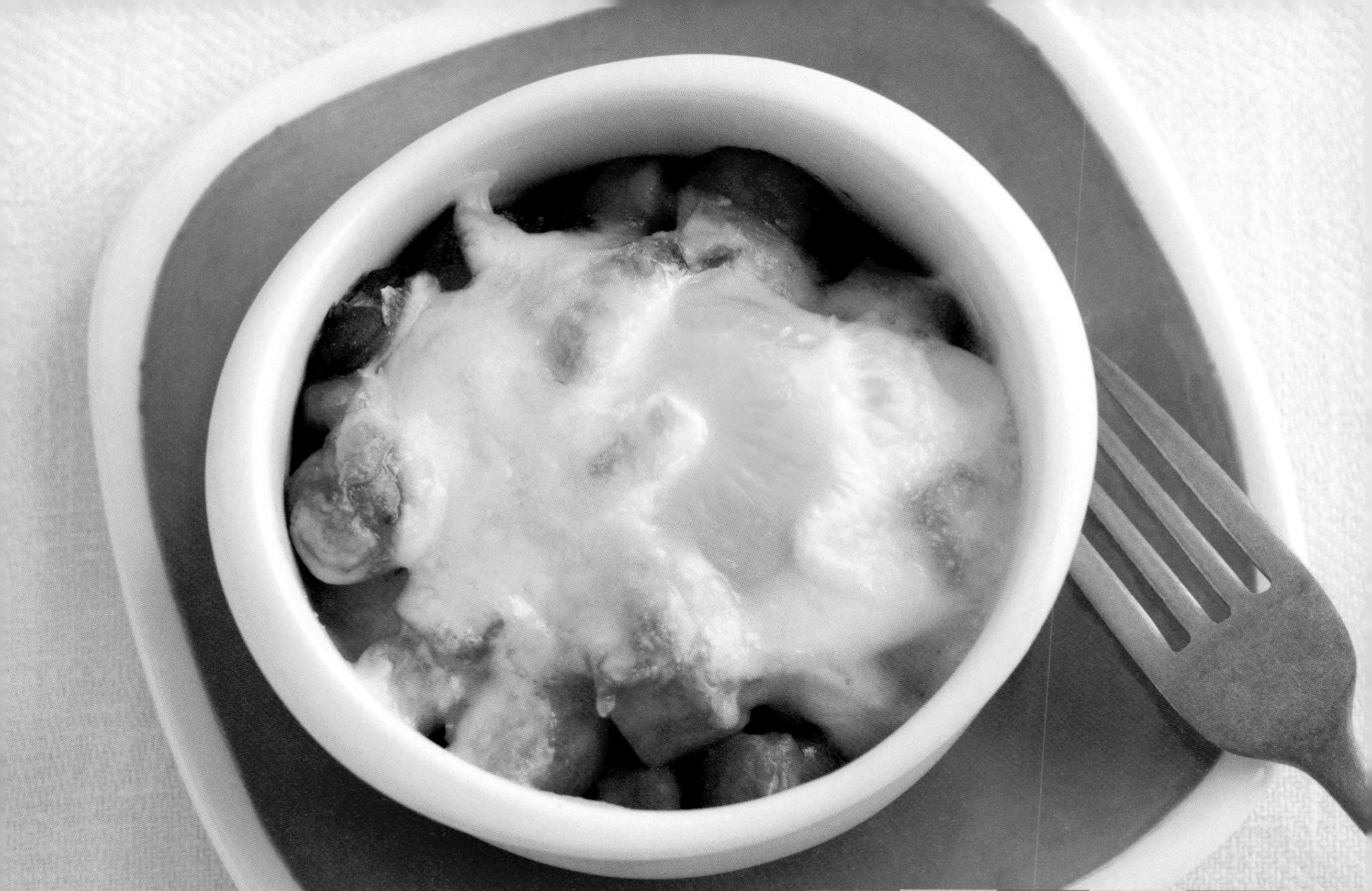

肉	魚	卵	大豆	乳製品
緑野菜	果物	海藻	いも	油

たくさんの食材を一皿でしっかりとれて、食べごたえ抜群！

フラメンカエッグ

缶詰　レトルト食品

材料（2人分）

卵…2個
ウインナソーセージ…3本
ピーマン…2個
ミックスビーンズ（缶詰・ひよこ豆、青えんどうなど）…1缶（120g）
塩、こしょう…各少々
パスタ用トマトソース（レトルト）…100g
ピザ用チーズ…30g
オリーブ油…大さじ½

作り方

1 ソーセージは1㎝厚さの小口切り、ピーマンは1㎝角に切る。

2 フライパンにオリーブ油を熱し、**1**とミックスビーンズをいためる。塩、こしょうをして、火が通ったらトマトソースを加えて煮る。

3 ココットなど高さのある耐熱容器に**2**を入れ、中央をくぼませて卵を割り入れる。ピザ用チーズをかけ、オーブントースターで卵が半熟になるまで5〜6分焼く。

Point

フラメンカエッグは、スペインの郷土料理です。たくさんの食材を一皿でしっかりとれるメニューのため、1日をスタートする朝にもおすすめです。具材を多めに作っておき、冷凍しておくと便利。食べるときに解凍し、チーズと卵といっしょに加熱してでき上がり。

エネルギー	たんぱく質	塩分
344kcal	19.2g	2.0g

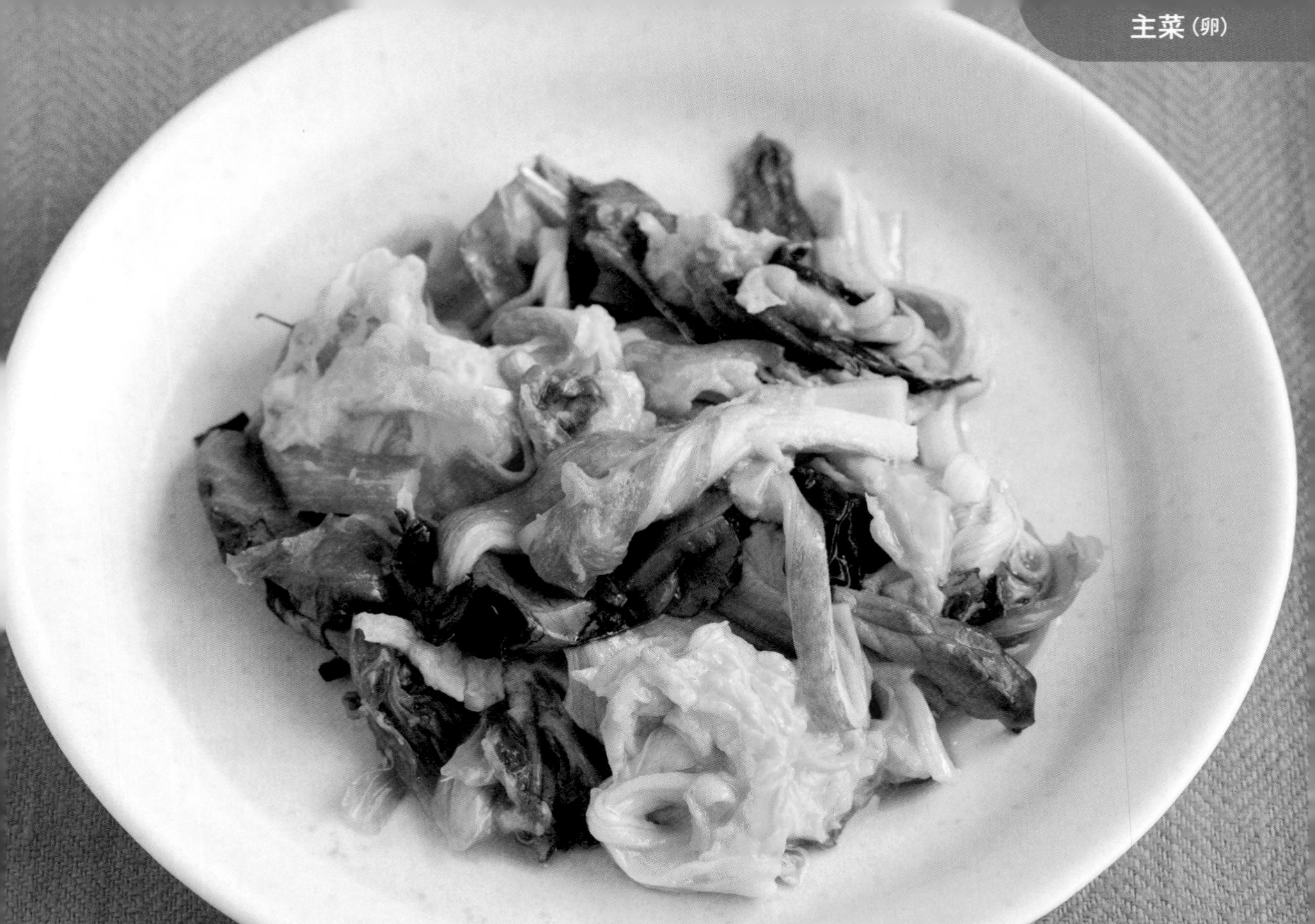

肉	魚	卵	大豆	乳製品
緑野菜	果物	海藻	いも	油

さっと火を通すだけのシンプルないため物

卵とレタスの中華風いため

材料（2人分）

A
- とき卵…2個分
- 鶏ガラスープのもと…小さじ1
- 酒…小さじ1

かに風味かまぼこ…6本
サニーレタス…5枚
ごま油…大さじ1

エネルギー	たんぱく質	塩分
162kcal	10.2g	0.9g

作り方

1 Aはまぜ合わせる。

2 かにかまは細く裂く。サニーレタスは食べやすい大きさにちぎる。

3 フライパンにごま油を熱し、かにかま、レタスをさっといため、**1**を回し入れて半熟のうちに火を止める。

Point

レタスは生で食べるものと思っていませんか？ 火を通すことでかさが減って、食べやすくなりますので、ゆでたり、いためたりして活用してみてください。レタスにたんぱく質が豊富な卵とかにかまを追加すると、栄養バランスもよく、彩りのよい一皿となります。食欲がないときにもおすすめです。

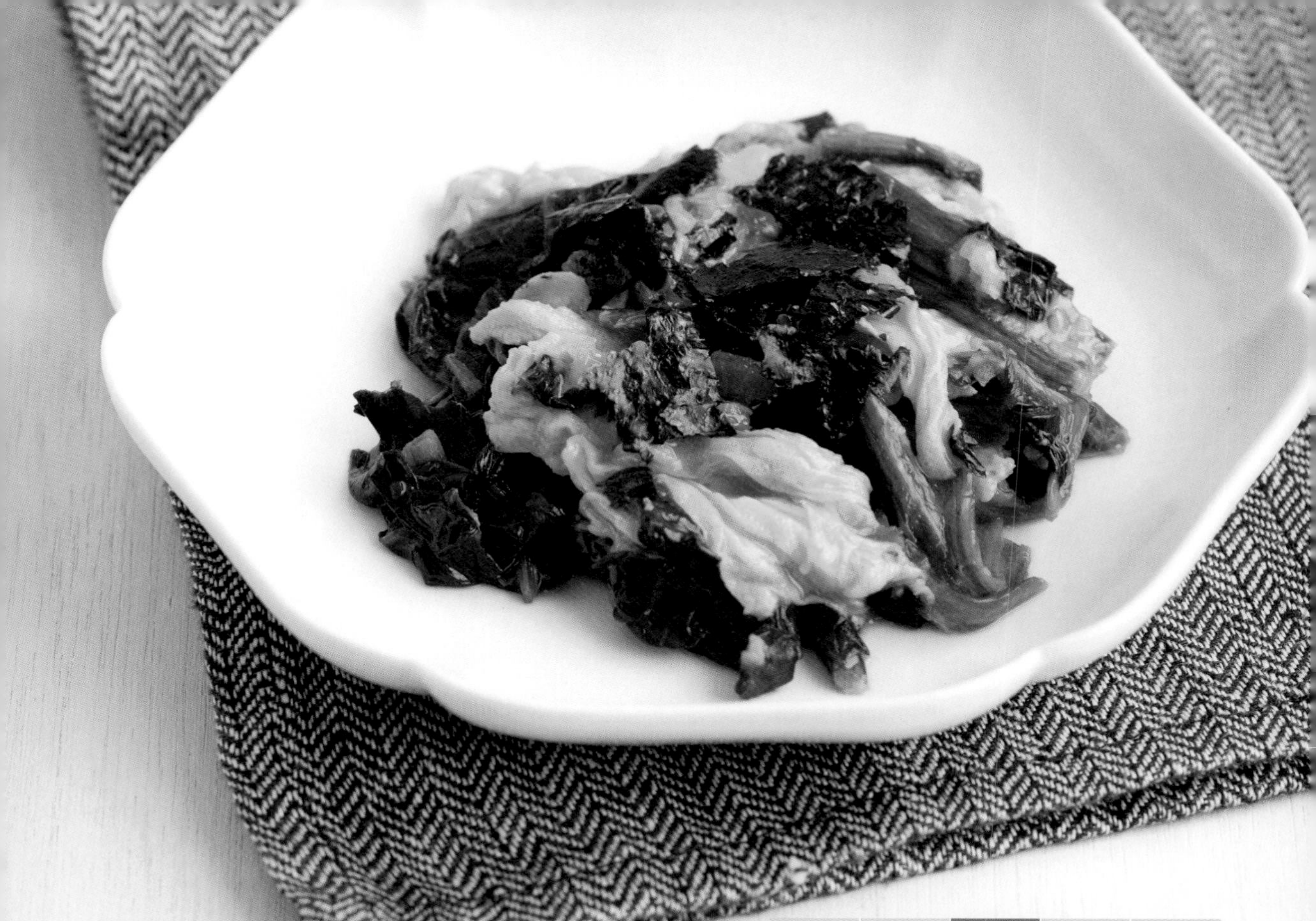

肉	魚	卵	大豆	乳製品
緑野菜	果物	海藻	いも	油

ビタミンや鉄分の栄養吸収に絶妙な組み合わせ！

ふわふわ卵

冷凍食品

材料 （2人分）

卵… 2個
しょうゆ…小さじ1
バター…小さじ1
ほうれんそう（冷凍）… 60g
焼きのり…1/2枚

作り方

1 ボウルに卵をときほぐし、しょうゆを加えてまぜる。

2 フライパンにバターを熱し、ほうれんそうを軽くいためて**1**を加え、全体を大きくまぜて半熟状で火を止める。

3 器に盛り、焼きのりを小さくちぎってのせる。

Point

卵は栄養価が高く、使い勝手もいい食材。焼きのりで手軽に海藻も摂取できます。ほうれんそうはバターといっしょにとることで、ビタミンの吸収率が高くなり、また、たんぱく質ととることで鉄分の吸収も高まります。絶妙な組み合わせの栄養価の高い一品です。

エネルギー	たんぱく質	塩分
97kcal	7.6g	0.8g

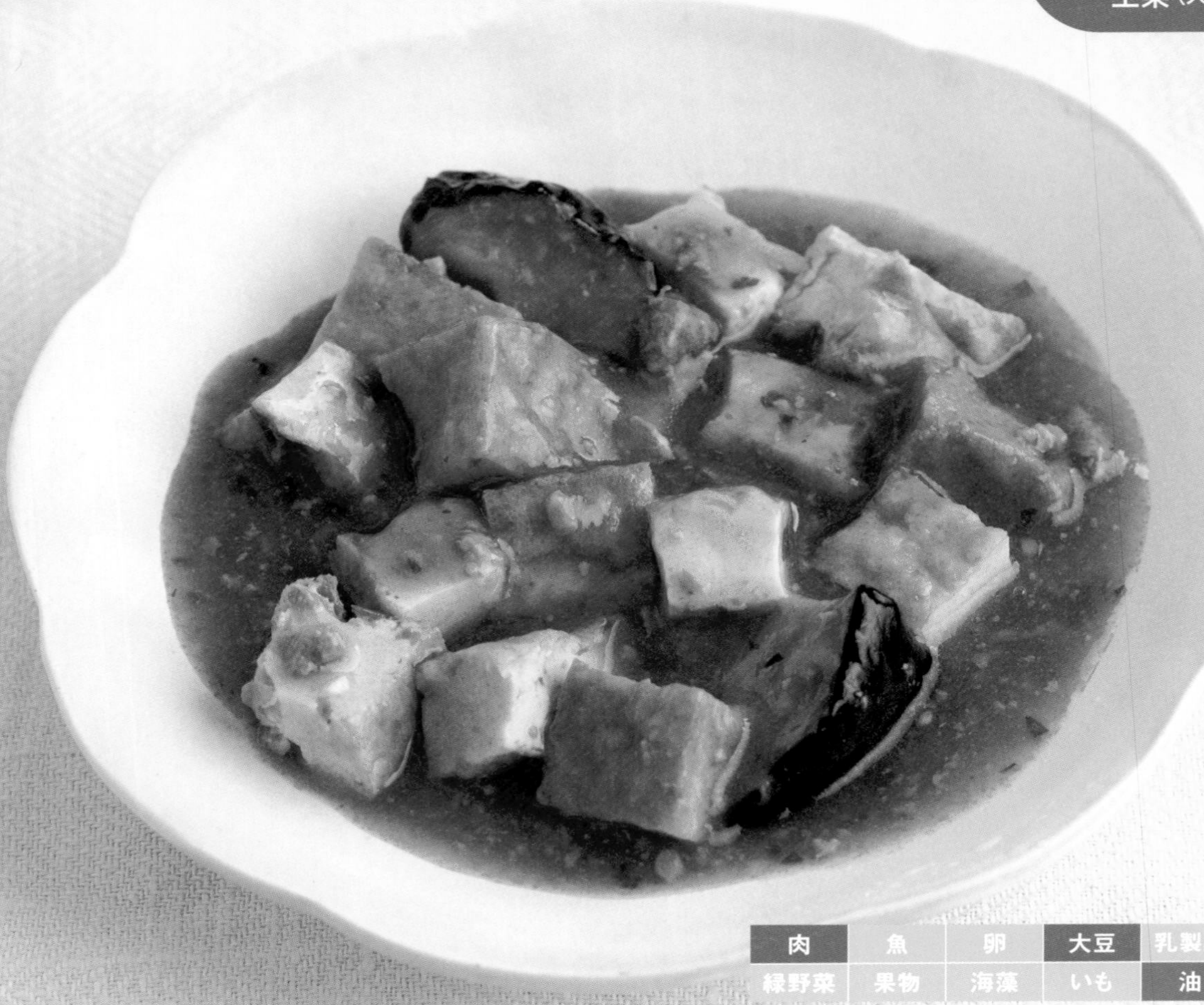

肉	魚	卵	大豆	乳製品
緑野菜	果物	海藻	いも	油

厚揚げを使って栄養価アップ

厚揚げ麻婆なす

レトルト食品

冷凍食品

材料（2人分）

厚揚げ…200g
麻婆豆腐のもと（レトルト・とろみ粉つき）
…1袋
水…180㎖
揚げなす（冷凍）…50g
にんにくのすりおろし（チューブ）
…小さじ½
しょうがのすりおろし（チューブ）
…小さじ½
ごま油…小さじ2

作り方

1 厚揚げはさっとゆで、1×2㎝ほどに切る。とろみ粉は表示どおりにといておく。

2 フライパンにごま油とにんにく、しょうがを入れて熱し、香りが立ったら揚げなすを加えていためる。

3 麻婆豆腐のもと、水を加え、煮立ったら厚揚げを加えてまぜ、**1**のとろみ粉を加えてひと煮立ちさせる。

Point

麻婆豆腐に使用する豆腐を厚揚げにすることで、栄養価のアップが期待できます。厚揚げは煮くずれしにくく、調理するのも簡単です。揚げなすを使わず、生のなすを使用する場合、乱切りにして1分ほどレンジ加熱してからいためると、油をたくさん使わずに調理できます。

エネルギー	たんぱく質	塩分
257kcal	13.2g	1.9g

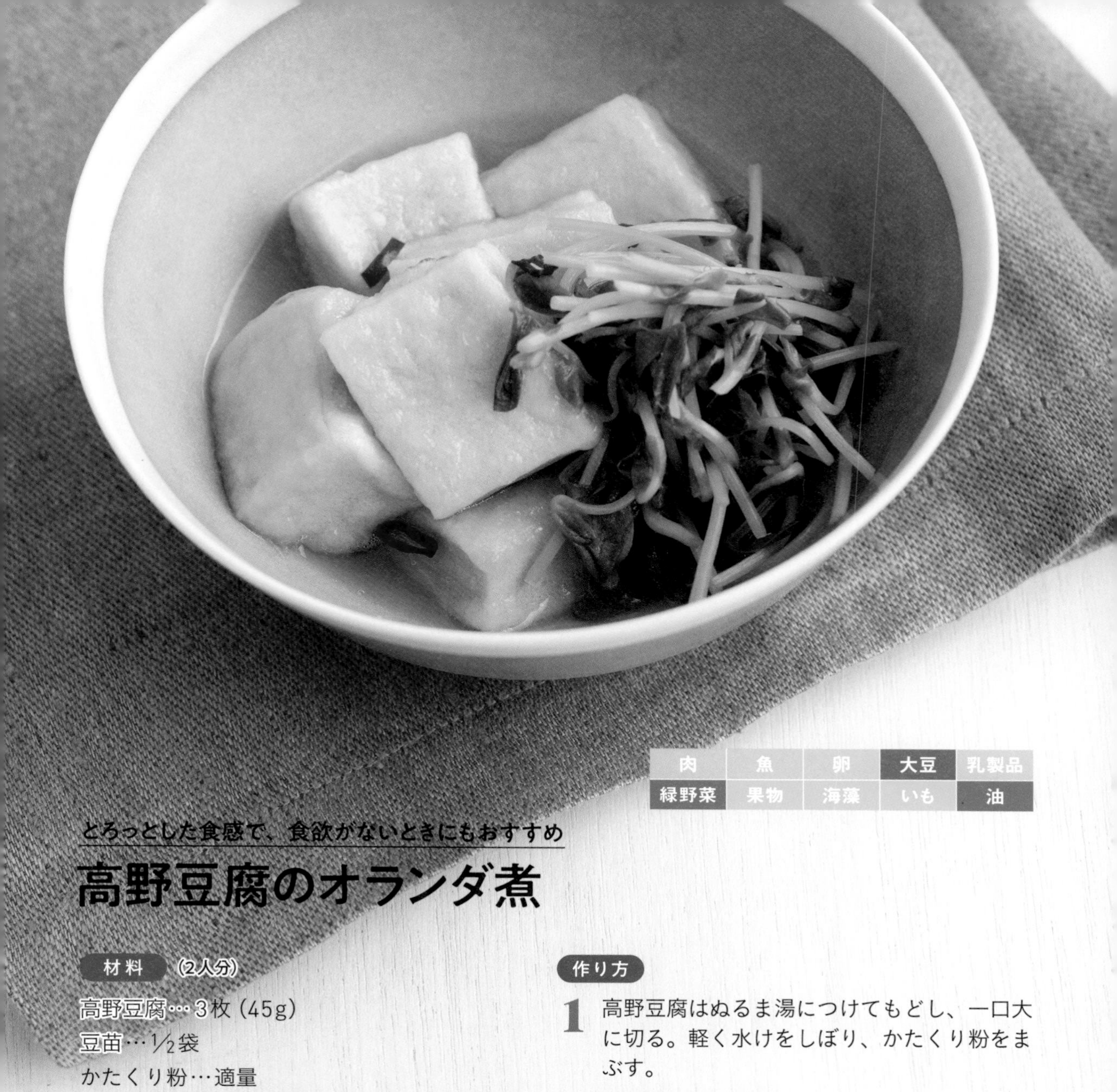

肉	魚	卵	大豆	乳製品
緑野菜	果物	海藻	いも	油

とろっとした食感で、食欲がないときにもおすすめ

高野豆腐のオランダ煮

材料 (2人分)

高野豆腐…3枚(45g)
豆苗…1/2袋
かたくり粉…適量
A
- めんつゆ(3倍濃縮)…大さじ2
- 水…400mℓ
- 赤とうがらし(小口切り)…1本

サラダ油…適量

作り方

1 高野豆腐はぬるま湯につけてもどし、一口大に切る。軽く水けをしぼり、かたくり粉をまぶす。

2 豆苗は根を切り落とし、食べやすい長さに切る。

3 鍋に油を熱し、**1**を焼く。焼き目がついたら、**A**を加えて10分煮る。煮詰まってきたら、豆苗を加えてさっと火を通す。

Point

高野豆腐は常温で保存ができ、たんぱく質やミネラル、食物繊維を含む、栄養価の高い食材です。もどした高野豆腐をそのまま煮物にしてもおいしいですが、かたくり粉をまぶし、油で焼いてから煮ることで、とろっとして、つるりとしたおいしい食感に。かむ力が弱い方にもおすすめです。

エネルギー	たんぱく質	塩分
170kcal	13.3g	2.0g

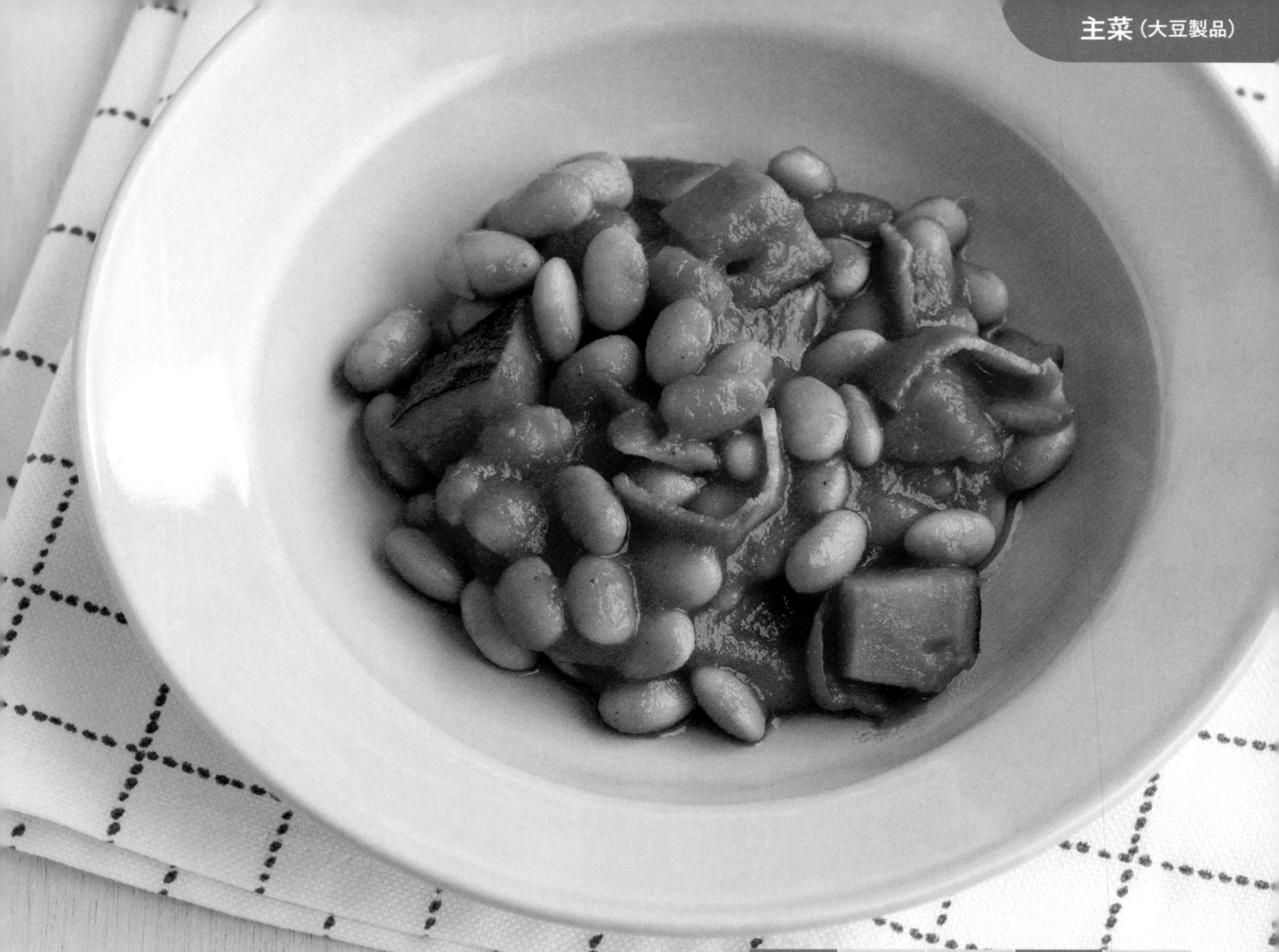

肉	魚	卵	大豆	乳製品
緑野菜	果物	海藻	いも	油

オリーブ油でビタミンの吸収率を高める

大豆のトマカレー煮

缶詰　冷凍食品

材料（2人分）

大豆水煮（缶詰）… 1缶（100g）
かぼちゃ（冷凍）… 5個
ベーコン… 2枚
カレー粉…小さじ1
A ┌トマトジュース（食塩無添加）
　│　… 1缶（190mℓ）
　└コンソメスープのもと（固形）… 1個
オリーブ油…小さじ1

エネルギー	たんぱく質	塩分
200kcal	11.4g	1.6g

作り方

1. かぼちゃは1cm角に切る。ベーコンは1cm幅に切る。
2. 鍋にオリーブ油を熱してベーコンをいため、カレー粉を加えて弱火でいためる。
3. 缶汁をきった大豆、かぼちゃ、**A**を加え、中火にして10分ほど煮る。

Point

ビタミンACE（エース）と呼ばれる抗酸化作用の高いビタミンを豊富に含むかぼちゃと、トマトジュースで作る洋風の煮物です。オリーブ油が加わることで、ビタミンの吸収率を高め、大豆やベーコンでたんぱく質もとれます。カレー粉で風味づけして、おいしい仕上がりに。

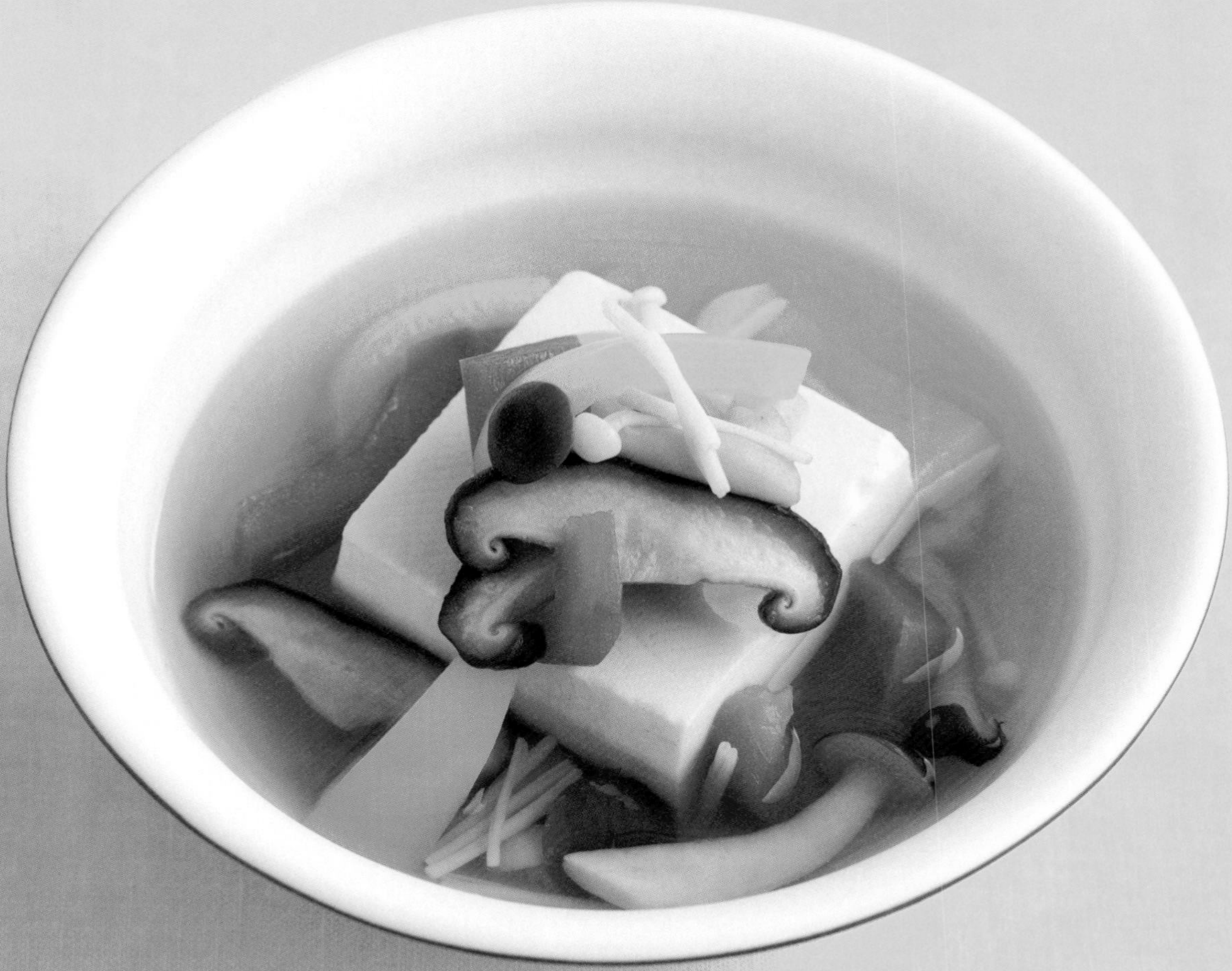

肉	魚	卵	大豆	乳製品
緑野菜	果物	海藻	いも	油

ストック野菜で時短煮物

きのこと豆腐のしょうが煮

冷凍食品

材料（2人分）

木綿豆腐…300g
パプリカ（冷凍・赤、黄）…60g
きのこミックス（冷凍・しいたけ、しめじ、えのきだけ）…50g
A めんつゆ（3倍濃縮）…大さじ2
A 水…300㎖
A しょうがのすりおろし（チューブ）…少々

作り方

鍋に**A**を入れて火にかけ、沸騰したらパプリカ、きのこ、半分に切った豆腐を加えて全体に火が通るまで煮る。

Point

冷蔵庫に食材がない！というときにもおすすめの一品。刻んだパプリカや、きのこをミックスして冷凍室で保存しておくことで、彩りが足りないときや、野菜が不足しているときに大活躍です。ほかにもねぎなど、余った野菜を切って冷凍しておくと便利。

エネルギー	たんぱく質	塩分
143kcal	12.3g	1.8g

キムチで体がぽかぽかに

海鮮キムチチゲスープ

冷凍食品

肉	**魚**	卵	**大豆**	乳製品
緑野菜	果物	海藻	いも	**油**

材料（2人分）

シーフードミックス
（冷凍・いか、えび、ほたてなど）… 40g
絹ごし豆腐… 300g
ねぎ… 1/2本
白菜キムチ… 60g
水… 300mℓ
めんつゆ（3倍濃縮）…小さじ1
ごま油…小さじ1

作り方

1 豆腐は一口大、ねぎは斜め切りにする。
2 キムチは食べやすい大きさに切る。
3 鍋にごま油を熱し、**2**をよくいためて香りが立ったら、水、めんつゆ、シーフードミックス、**1**を加えて火が通るまで煮る。

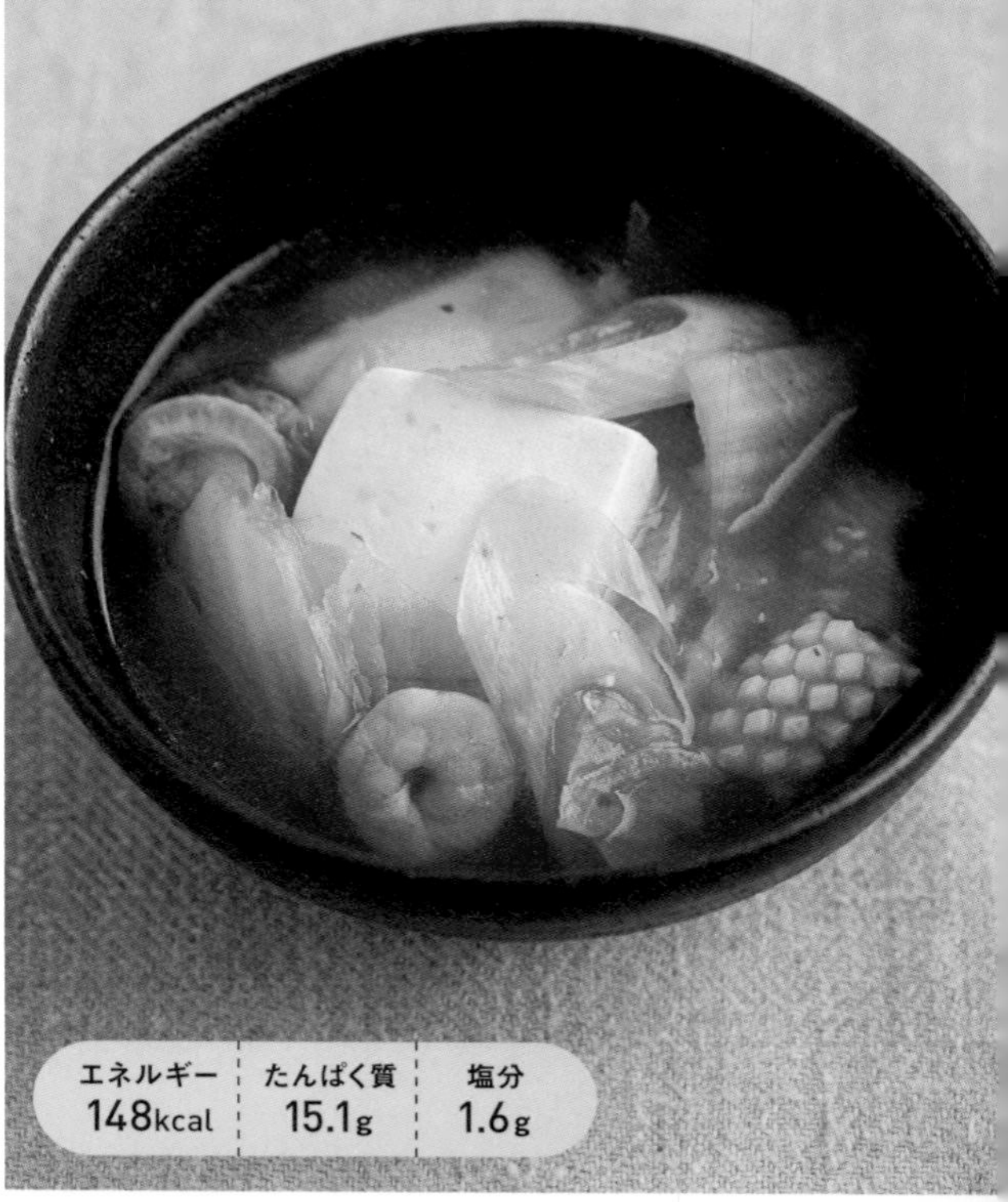

エネルギー	たんぱく質	塩分
148kcal	15.1g	1.6g

Point

シーフードミックスを豚肉に変更してもOK。キムチは乳酸菌を含む発酵食品で、腸内環境をととのえてくれます。またキムチの味で十分おいしいため、減塩にもおすすめ。

天ぷらを使ってコクのある一杯に

さつま天のみそ汁

肉	魚	卵	大豆	乳製品
緑野菜	果物	海藻	**いも**	**油**

材料（2人分）

さつまいもの天ぷら（市販品）… 2枚
インスタントみそ汁（赤だし）… 2人分
湯… 300mℓ
細ねぎ（小口切り）…適量
七味とうがらし…適宜

作り方

1 さつまいもの天ぷらは、1枚を4等分に切って器に盛る。
2 みそを加えて湯を注ぎ、細ねぎを散らす。好みで七味とうがらしを振る。

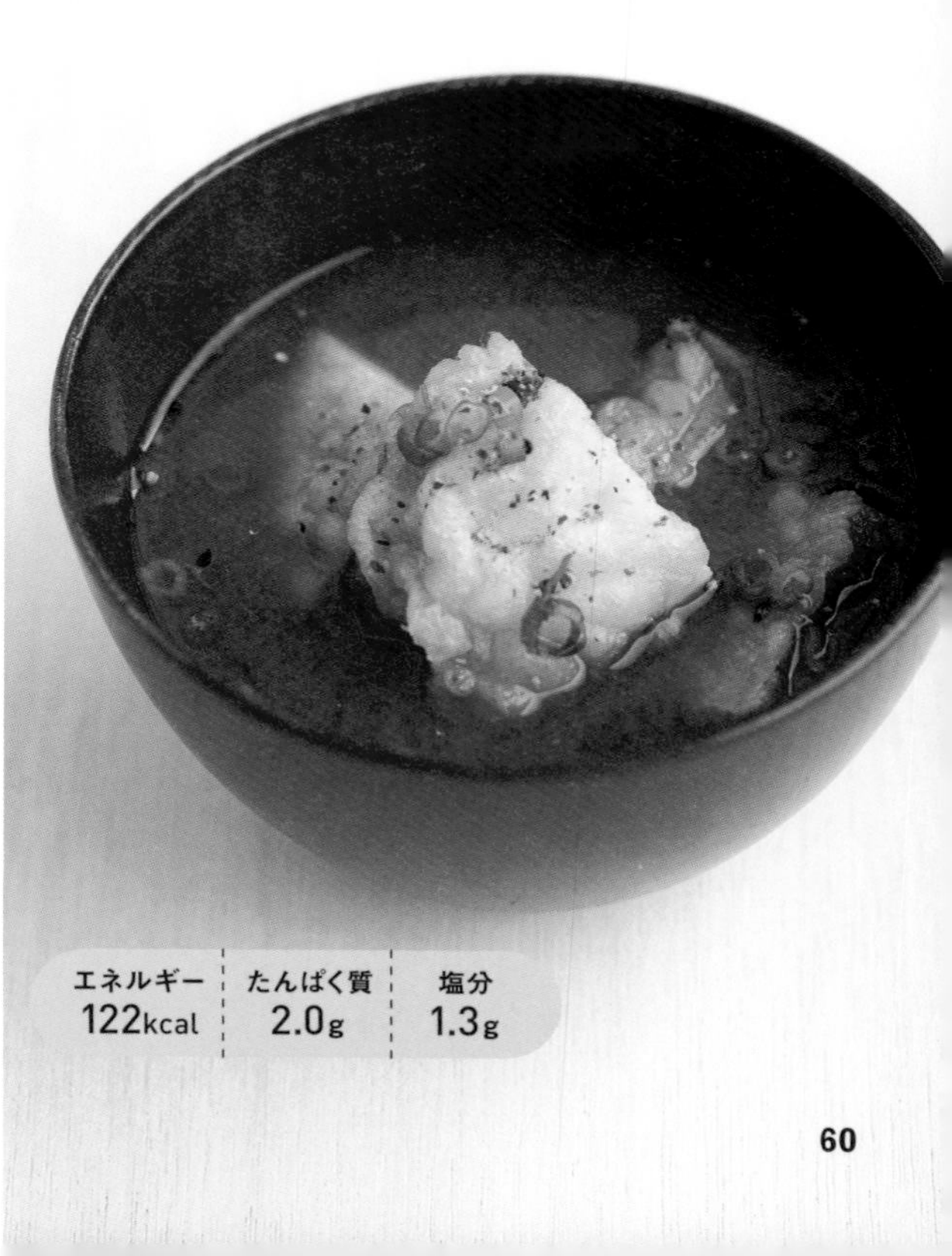

エネルギー	たんぱく質	塩分
122kcal	2.0g	1.3g

Point

10の食品群のなかでいも類が不足しがちな方は、さつまいもの天ぷらを冷凍しておき、みそ汁に活用するのもおすすめです。汁があると、さつまいもが食べやすくなります。

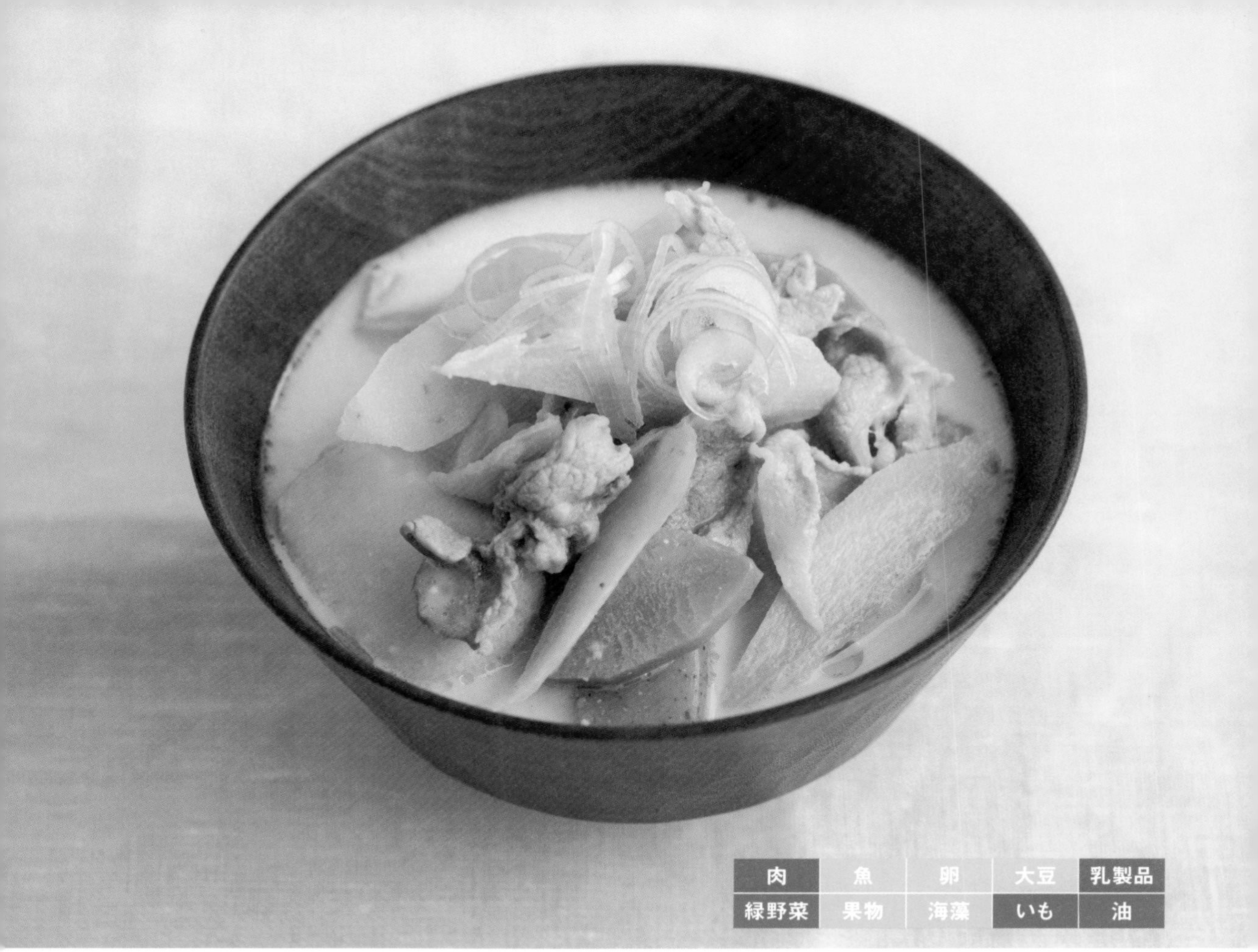

肉	魚	卵	大豆	乳製品
緑野菜	果物	海藻	いも	油

牛乳のコクをおいしく活用する「乳和食」

具だくさんミルク豚汁

水煮
野菜

材料（2人分）

豚こまぎれ肉…40g
豚汁の具（水煮・大根、にんじん、
　ごぼう、こんにゃくなど）…1袋（120g）
里いも（水煮。冷凍でもOK）…60g
インスタントみそ汁…1人分
牛乳…200mℓ
ねぎ（小口切り）…少々
サラダ油…小さじ1

エネルギー	たんぱく質	塩分
163kcal	8.9g	1.0g

作り方

1 豚汁の具と里いもはざるに上げて水けをきる。

2 鍋に油を熱し、豚肉をほぐしながら入れ、色が変わるまでいためる。**1**を加えて軽くいため、ひたひたの水（分量外）を注いで煮る。

3 みそをといて牛乳を加え、ひと煮立ちしたら火を止める。器に盛り、ねぎをのせる。

Point

和食にコクやうまみのある牛乳を組み合わせ、減塩しながらおいしく食べる「乳和食」のレシピです。ひと味違う豚汁を、ぜひ試してみてください。

肉	魚	卵	**大豆**	乳製品
緑野菜	果物	海藻	いも	**油**

大豆を入れて栄養価アップ

大豆入りミネストローネ

レトルト食品

材料 (2人分)

蒸し大豆（レトルト。水煮缶でもOK）
…½袋（50g）
フリーズドライのミネストローネスープ…2人分
湯…300mℓ

作り方

器にミネストローネスープと大豆を入れて湯を注ぎ、よくまぜる。

Point

もう少したんぱく質をとりたいときに、パパッと大豆を追加して手軽にたんぱく質補給を。

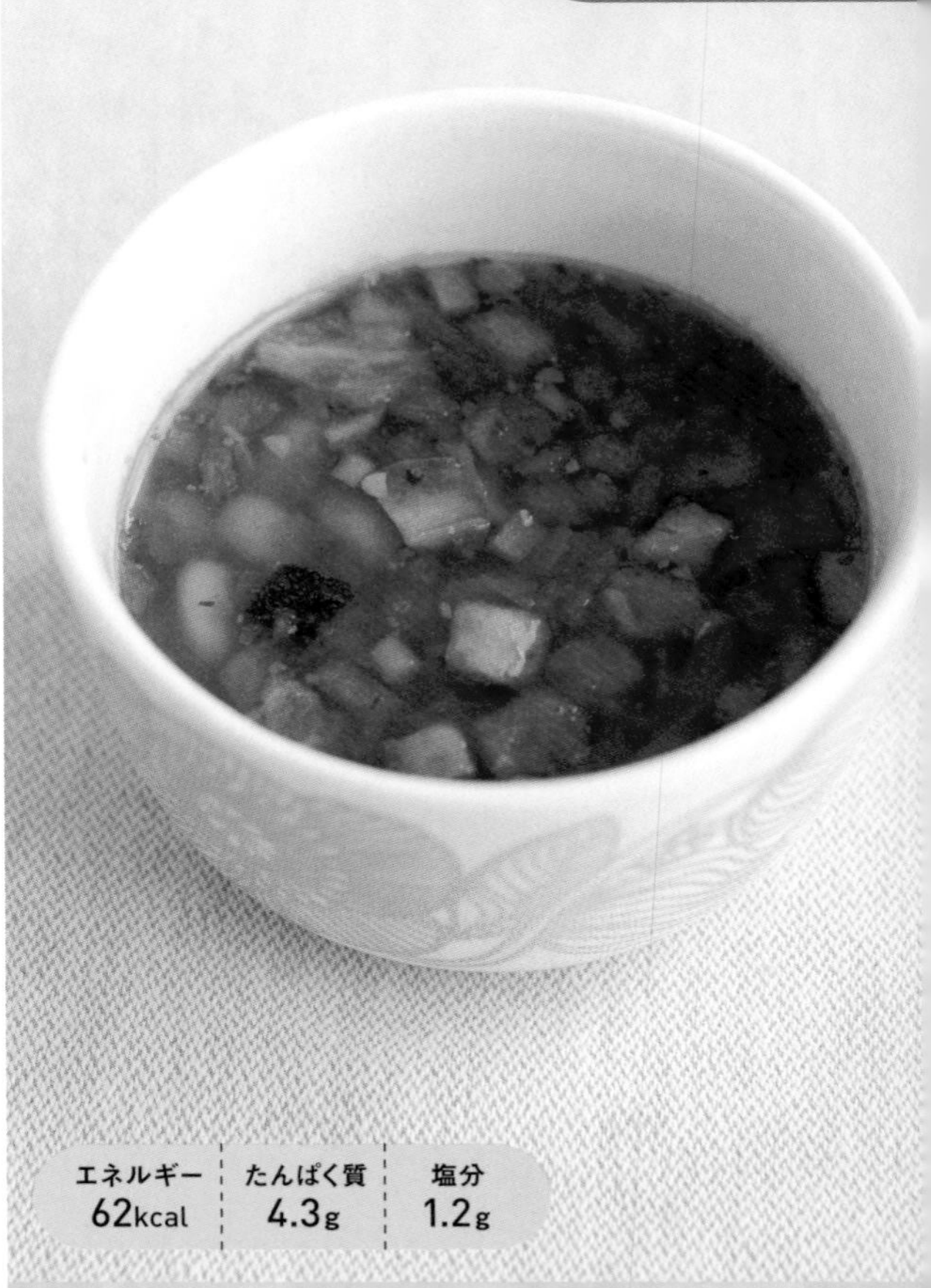

エネルギー	たんぱく質	塩分
62kcal	4.3g	1.2g

肉	魚	卵	大豆	乳製品
緑野菜	果物	**海藻**	いも	油

市販のスープを上手にアレンジ

春雨とシューマイのスープ

材料 (2人分)

A ┌シューマイ（総菜または冷凍）…4個
　│春雨スープのもと…2人分
　└水…300mℓ
カットわかめ…大さじ1
いり白ごま…大さじ½

作り方

鍋に**A**を入れて火にかける。沸騰したら、わかめ、ごまを加えて火を止める。

＊冷凍シューマイの場合、解凍してから入れる。

Point

市販のスープ類はそのまま食べるのが普通ですが、わかめやシューマイを追加することでバランスのとれた具だくさんの一品に大変身。シューマイはギョーザにかえてもOK。

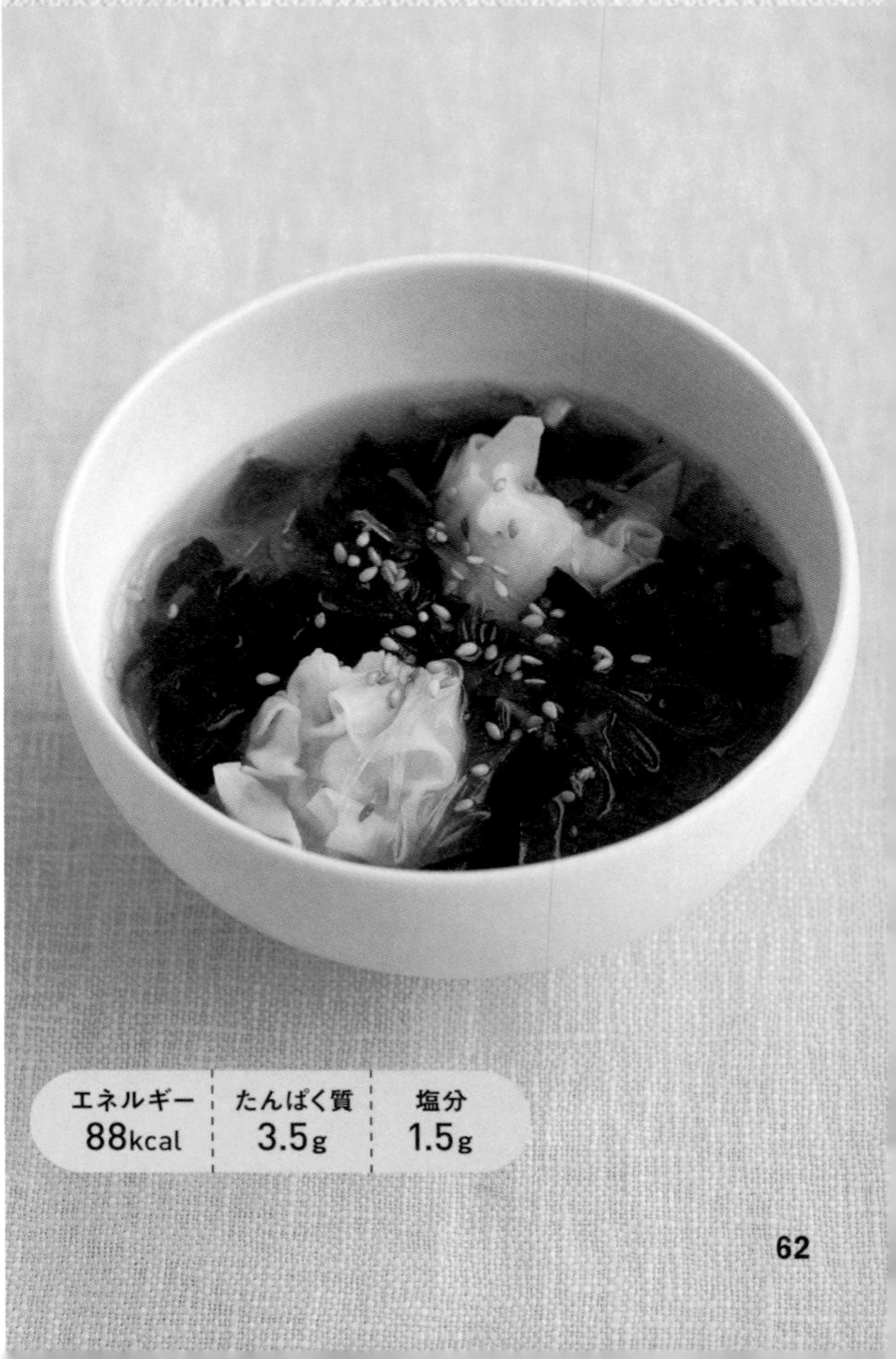

エネルギー	たんぱく質	塩分
88kcal	3.5g	1.5g

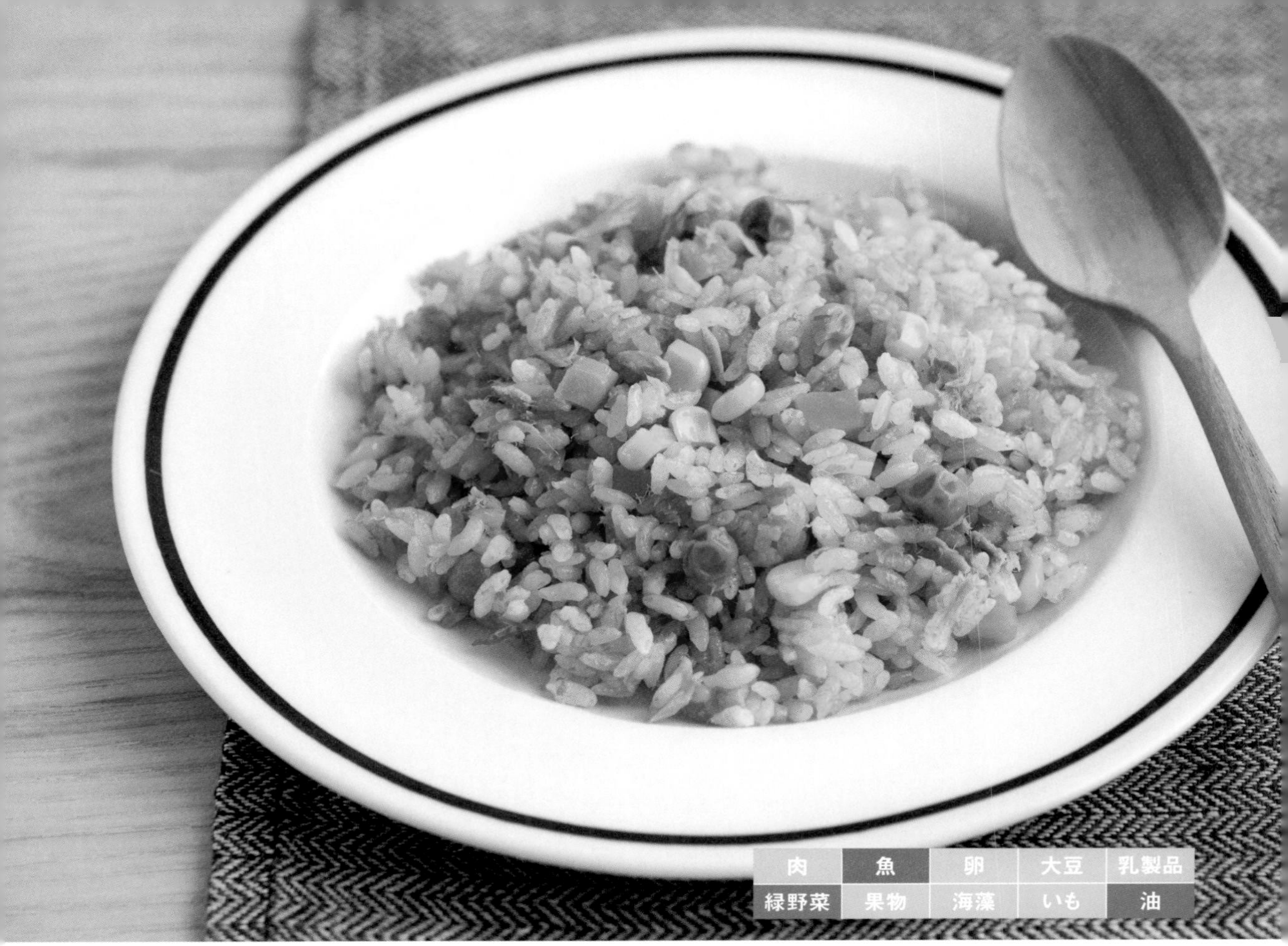

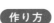

肉	魚	卵	大豆	乳製品
緑野菜	果物	海藻	いも	油

野菜ジュースを使って炊飯器でカラフルピラフ

炊き込みピラフ

缶詰

冷凍食品

材料　(2人分)

ツナ油漬け（缶詰）… 1缶（70g）
米… 1合（180mℓ）
野菜ジュース（食塩無添加）… 50mℓ
ミックスベジタブル（冷凍）… 大さじ3
コンソメスープのもと（固形）… 1個
にんにくのすりおろし（チューブ）… 2cmほど

作り方

1 米はといで炊飯器に入れる。

2 ツナ缶と野菜ジュースを加え、1合の目盛りまで水を合わせる。

3 ミックスベジタブル、コンソメスープのもと、にんにくを加え、ざっくりまぜて炊飯する。

Point

ピラフはフライパンでいためるイメージですが、簡単に炊飯器を使って作ることができます。野菜に含まれる栄養を手軽に摂取でき、うまみのある野菜ジュースを使うことで、塩分控えめでもおいしく仕上がります。炊き上がりにとけるチーズを加えると風味も栄養もアップ。

エネルギー	たんぱく質	塩分
375kcal	11.8g	1.5g

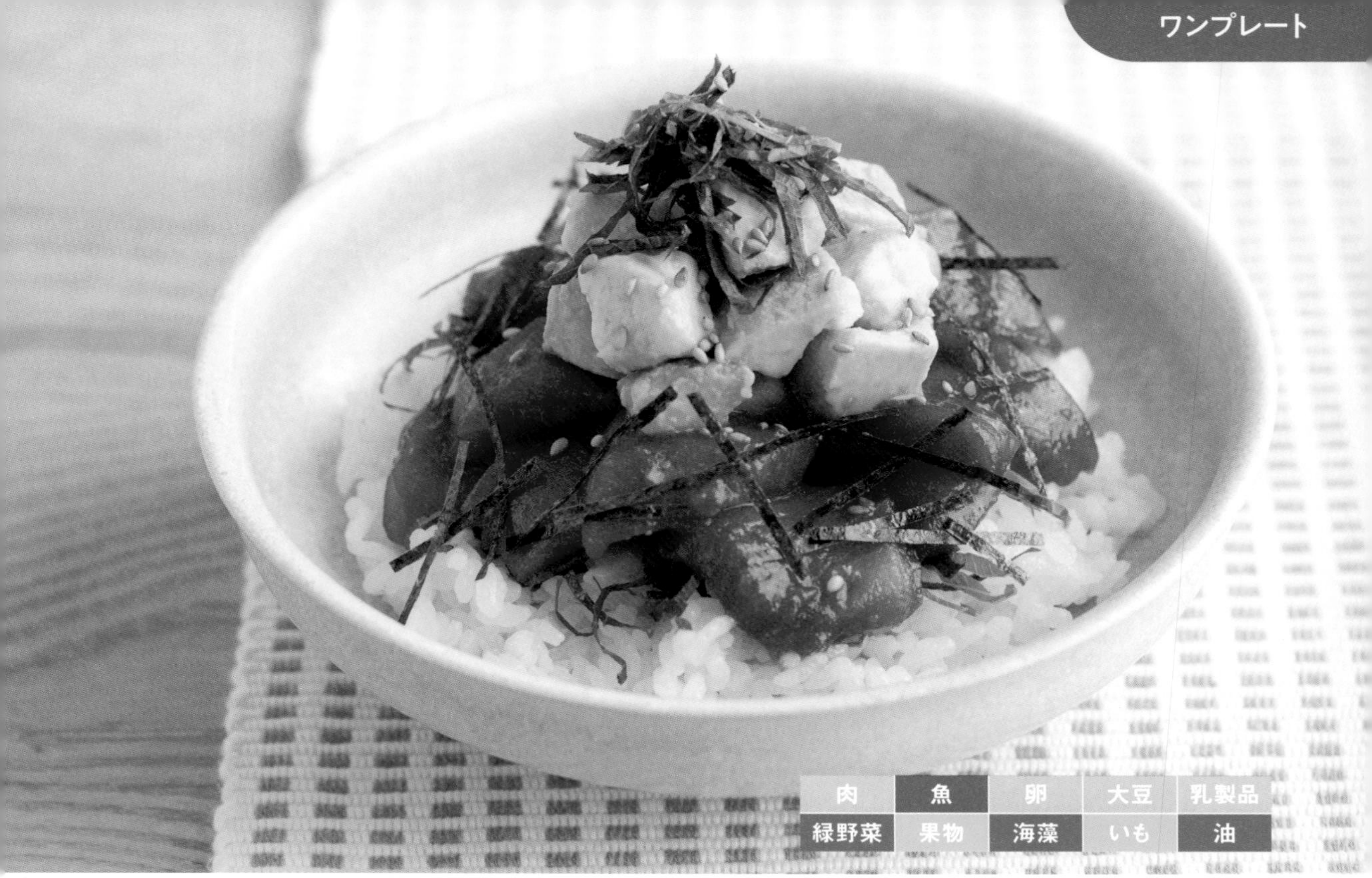

肉	魚	卵	大豆	乳製品
緑野菜	果物	海藻	いも	油

たれであえるだけの簡単どんぶり

和風ポキ丼

冷凍食品

材料（1人分）

刺し身用まぐろぶつ切り…80g

A
- しょうゆ…小さじ1
- ごま油…小さじ1
- ねりわさび…少々
- にんにくのすりおろし（チューブ）…少々

アボカド（冷凍。ダイスカット）…40g

青じそ（せん切り）…2枚

いり白ごま…少々

刻みのり…少々

あたたかいごはん…180g

作り方

1. まぐろは**A**であえて10分ほどおく。アボカドは解凍する。
2. 器にごはんを盛り、青じその半量を全体にのせる。
3. **1**と残りの青じそをのせ、ごま、刻みのりを散らす。

エネルギー	たんぱく質	塩分
496kcal	26.7g	1.1g

Point

ポキは、魚介類の切り身を調味料であえたハワイのローカルフード。現代人は魚の摂取量が不足しがちですが、刺し身なら簡単にたんぱく質、ビタミンD、良質な脂質のオメガ3を摂取できます。まぐろ以外の刺し身の切り落としでもOK。のりや青じそは、手でちぎって散らすとより簡単にできます。

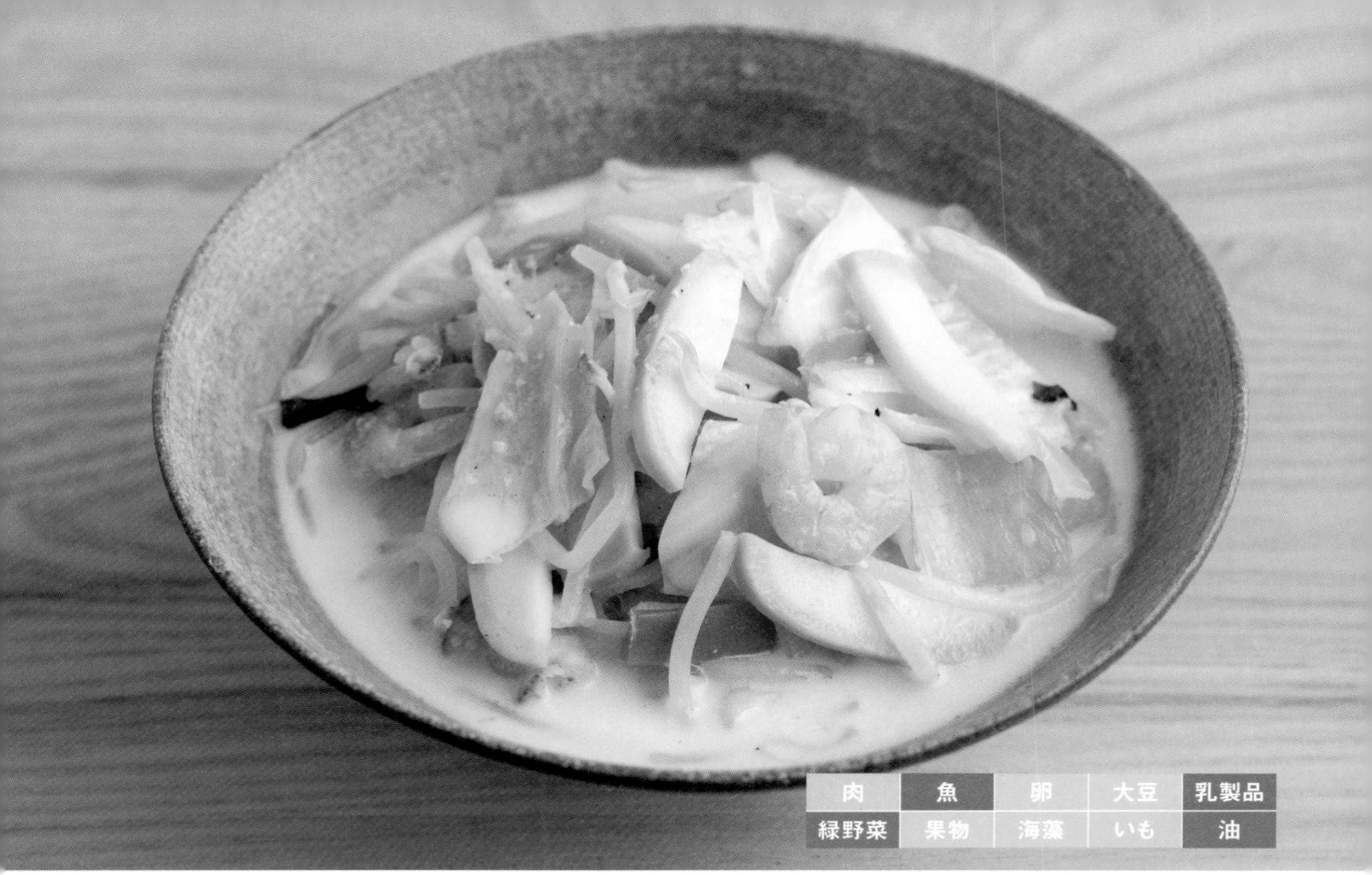

肉	魚	卵	大豆	乳製品
緑野菜	果物	海藻	いも	油

牛乳でカルシウムもたっぷりのちゃんぽん

ちゃんぽん風めん

冷凍食品　カット野菜

材料 (1人分)

シーフードミックス
（冷凍・いか、えび、あさりなど）… 40g
板かまぼこ … 30g
にんにくのすりおろし（チューブ）… 少々
しょうがのすりおろし（チューブ）… 少々
カット野菜（キャベツ、もやし、にんじんなど）
… $1/2$袋（100g）
こしょう … 少々
水 … 150mℓ
牛乳 … 200mℓ
鶏ガラスープのもと … 小さじ1
みそ … 小さじ1
中華蒸しめん（即席めんでも可）… 1玉
ごま油 … 小さじ1

エネルギー	たんぱく質	塩分
487kcal	27.2g	3.4g

作り方

1 かまぼこは食べやすく切る。

2 鍋にごま油を熱し、にんにく、しょうが、シーフードミックス、**1**、野菜をいため、こしょうを振る。全体に油が回ったら、水、牛乳、鶏ガラスープのもと、みそを加えてひと煮立ちさせる。

3 別の鍋でめんをゆでてざるに上げ、水けをきる。どんぶりに盛り、**2**をかける。

Point

牛乳を加えることで、クリーミーな減塩ちゃんぽんになります。さらに魚介類も野菜もたっぷりで、たんぱく質やカルシウムの強化にも。オイスターソースを少し加えると、味に深みが出ます。少し風味は変わりますが、牛乳が苦手な方は無調整豆乳にしてもOK。

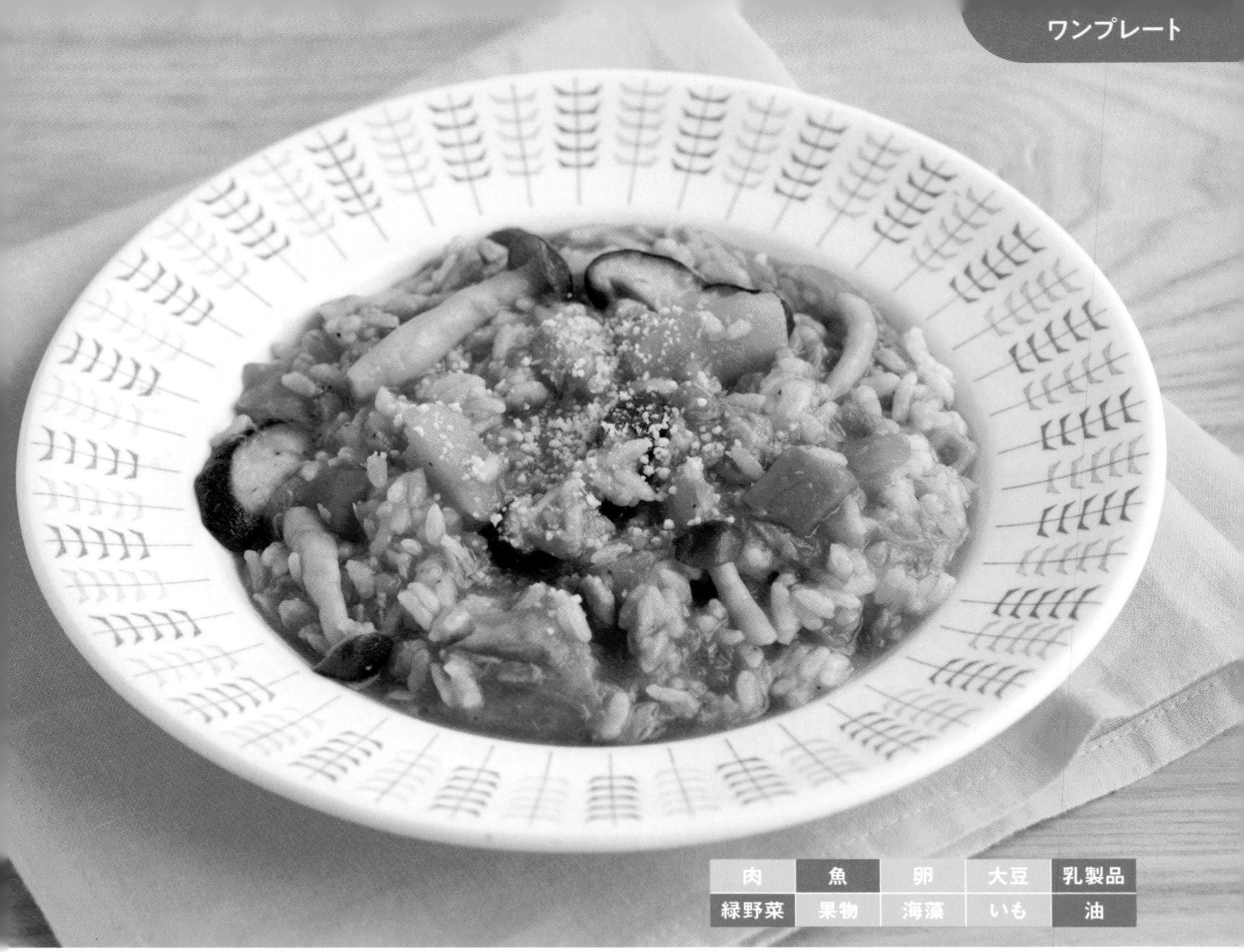

肉	魚	卵	大豆	乳製品
緑野菜	果物	海藻	いも	油

まな板いらずの簡単リゾット

ツナときのこのリゾット

缶詰　冷凍食品　レトルト食品

材料（1人分）

ツナ油漬け（缶詰）… 1缶（70g）
きのこミックス（冷凍・しいたけ、
しめじ、えのきだけ）… 50g
ミネストローネスープ（レトルト）… 1食分
にんにくのすりおろし（チューブ）… 少々
ごはん… 150g
粉チーズ…小さじ1

エネルギー	たんぱく質	塩分
475kcal	19.6g	1.9g

作り方

1 フライパンにツナを缶汁ごと入れ、きのこを加えていためる。

2 ミネストローネスープとにんにくを加えてまぜ、煮立ったらごはんを加えて煮込む。

3 汁けが少なくなってきたら、火を止めて器に盛り、粉チーズを振る。

Point

冷凍した食材や缶詰、レトルトを上手に活用することで、手軽にできるレシピです。レトルトのミネストローネにはすでにたくさんの野菜が入っているのでおすすめです。粉チーズをスライスチーズなど、ほかのチーズにかえて煮込むと、コクとたんぱく質、カルシウムのアップに。

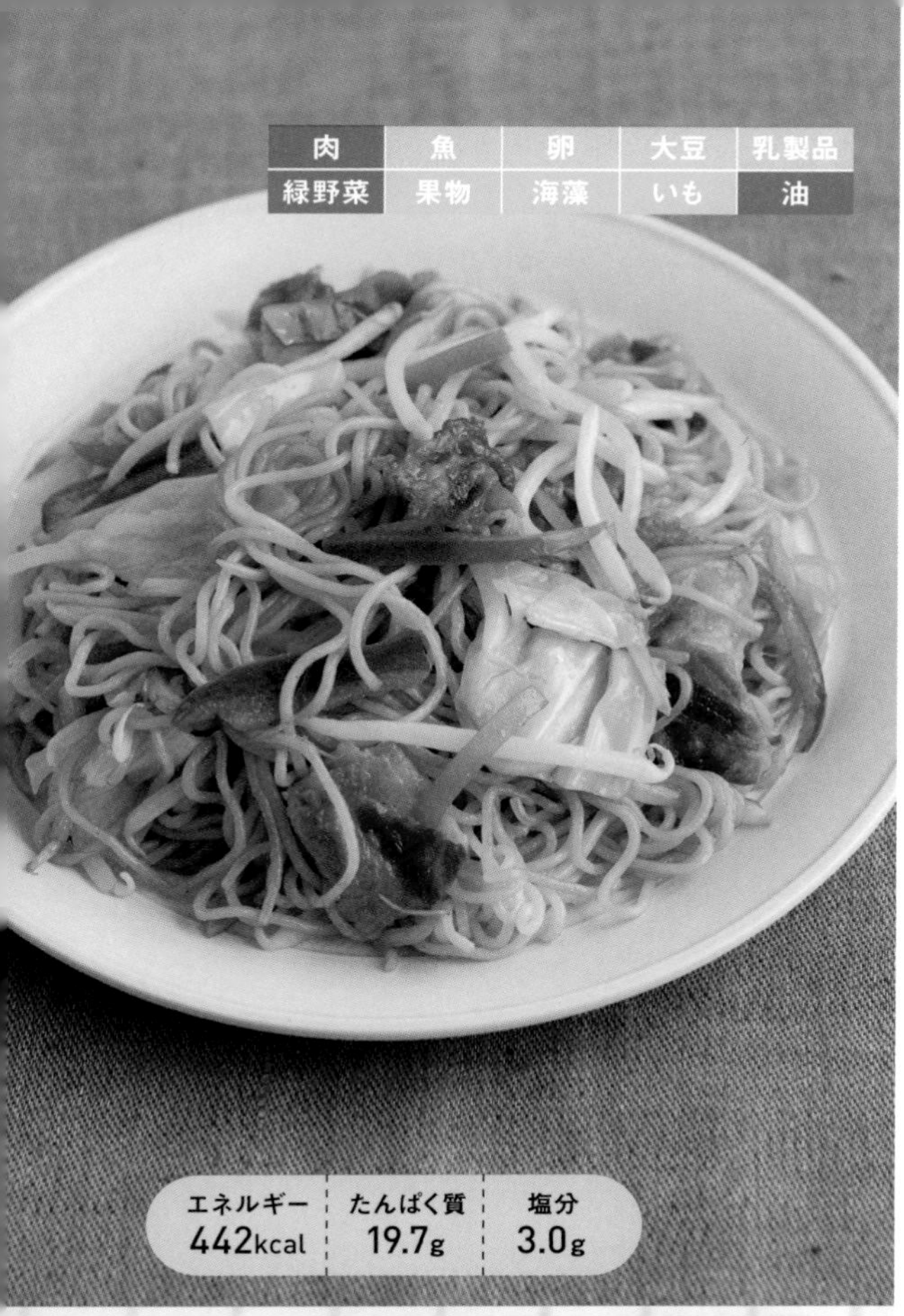

肉	魚	卵	大豆	乳製品
緑野菜	果物	海藻	いも	油

エネルギー	たんぱく質	塩分
442kcal	19.7g	3.0g

野菜たっぷり＆時短でできる

焼きそば

冷凍食品　カット野菜

材料（1人分）

中華蒸しめん（焼きそば用・たれつき）…１玉
肉入りカット野菜（冷凍・豚肉、キャベツ、
ピーマン、にんじんなど）…１袋（130g）
サラダ油…大さじ½

作り方

1 フライパンに油を熱し、肉入りカット野菜をいためる。

2 めんをほぐしながら加え、水50mℓ（分量外）を加えてふたをし、蒸し焼きにする。

3 付属のたれで味をつける。

Point

暑い夏など、ガス台で火を使いたくないときには、レンチン簡単焼きそばがおすすめ。耐熱皿に中華めん、油、肉入りカット野菜、たれを入れて、ラップをふんわりとかけて電子レンジで4分ほど加熱してまぜるだけ。手間をかけたくないときのランチにどうぞ。

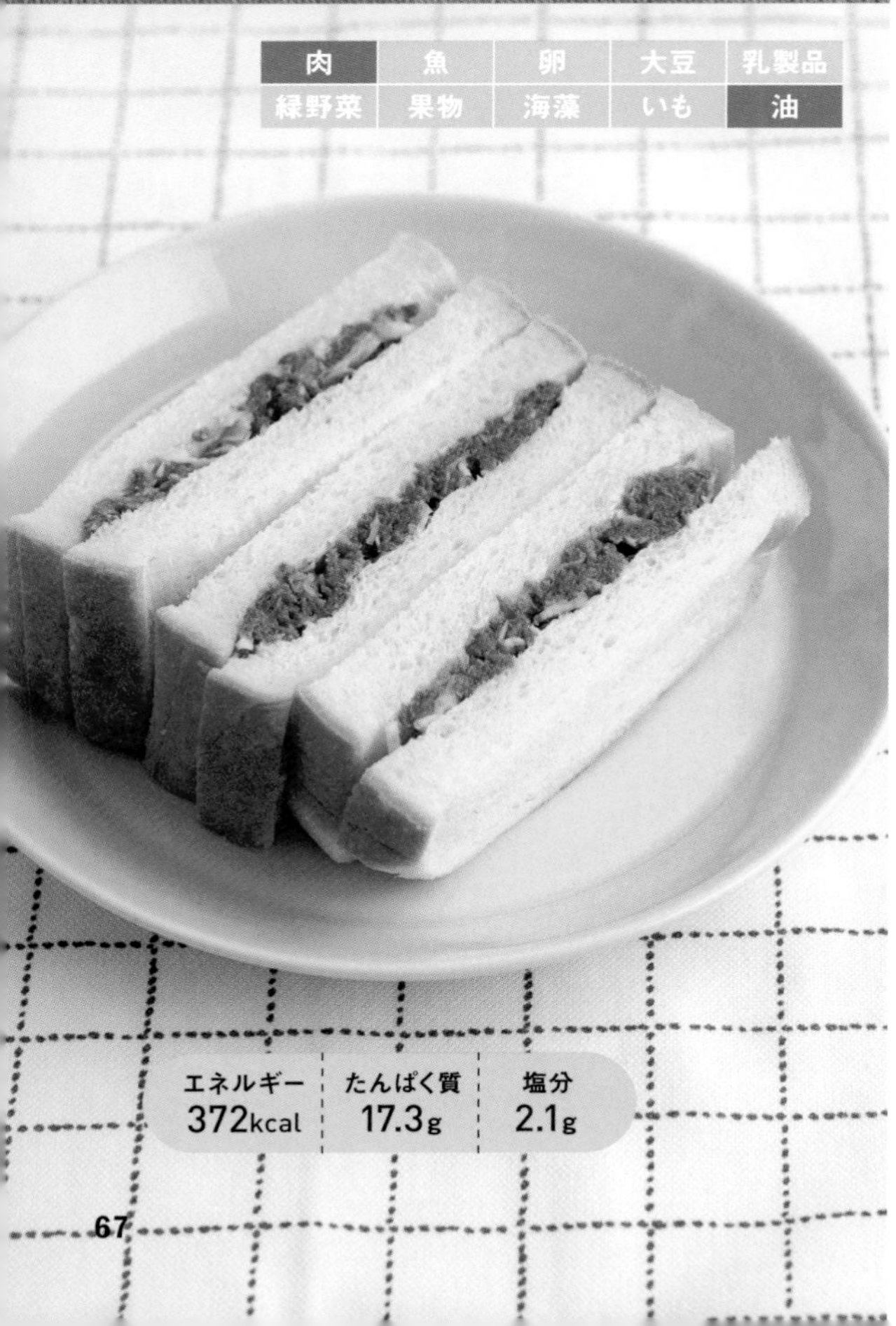

肉	魚	卵	大豆	乳製品
緑野菜	果物	海藻	いも	油

エネルギー	たんぱく質	塩分
372kcal	17.3g	2.1g

まぜて挟むだけの簡単サンド

コンビーフ&キャベツサンド

缶詰　カット野菜

材料（2人分）

コンビーフ（缶詰）…１缶（80g）
カットキャベツ（せん切り）…¼袋（40g）
マヨネーズ…大さじ1
ねりがらし…少々
食パン（8枚切り）…４枚

作り方

1 ボウルにコンビーフをほぐし、キャベツを加えてまぜ合わせる。

2 マヨネーズとからしをまぜ合わせてパンに塗り、**1**をサンドする。

3 食べやすい大きさに切る。

Point

コンビーフはすでに味つけがしてあるので、味つけ不要の点が強み。かみにくさを感じている方は、キャベツを電子レンジで40秒〜1分加熱するとやわらかくなり、食べやすさがアップします。

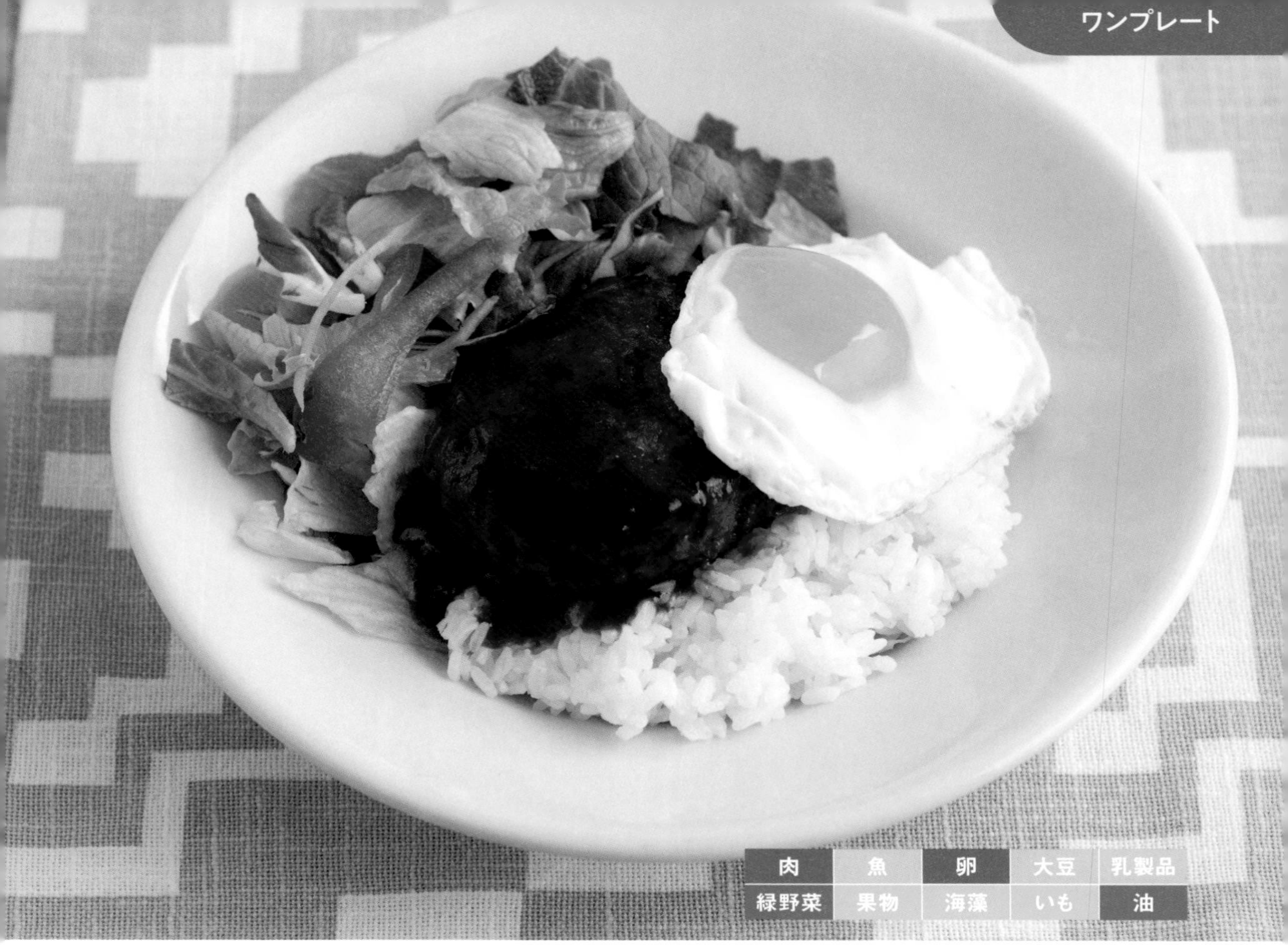

肉	魚	卵	大豆	乳製品
緑野菜	果物	海藻	いも	油

栄養価が高い、人気の洋風ワンプレート

ロコモコ丼

レトルト食品　カット野菜

材料（1人分）

ハンバーグ（レトルト。冷凍でもOK）… 1個
卵… 1個
あたたかいごはん… 180g
サラダ用カット野菜
（レタス、パプリカなど）… 50g
オリーブ油…小さじ1

作り方

1 ハンバーグは表示どおりに加熱する。

2 フライパンにオリーブ油を熱し、目玉焼きを作る。

3 器にごはんを盛り、野菜を添えて**1**、**2**をのせる。

エネルギー	たんぱく質	塩分
657kcal	27.9g	1.7g

Point

ロコモコ丼は、ハワイが発祥。栄養が少し不足しているかな？と思ったら、ぜひ試してみてください。ハンバーグはそのまま食べると重く感じますが、たっぷりの生野菜とまぜ合わせることで、思ったよりも食べやすくなります。パワーチャージにおすすめの一品。

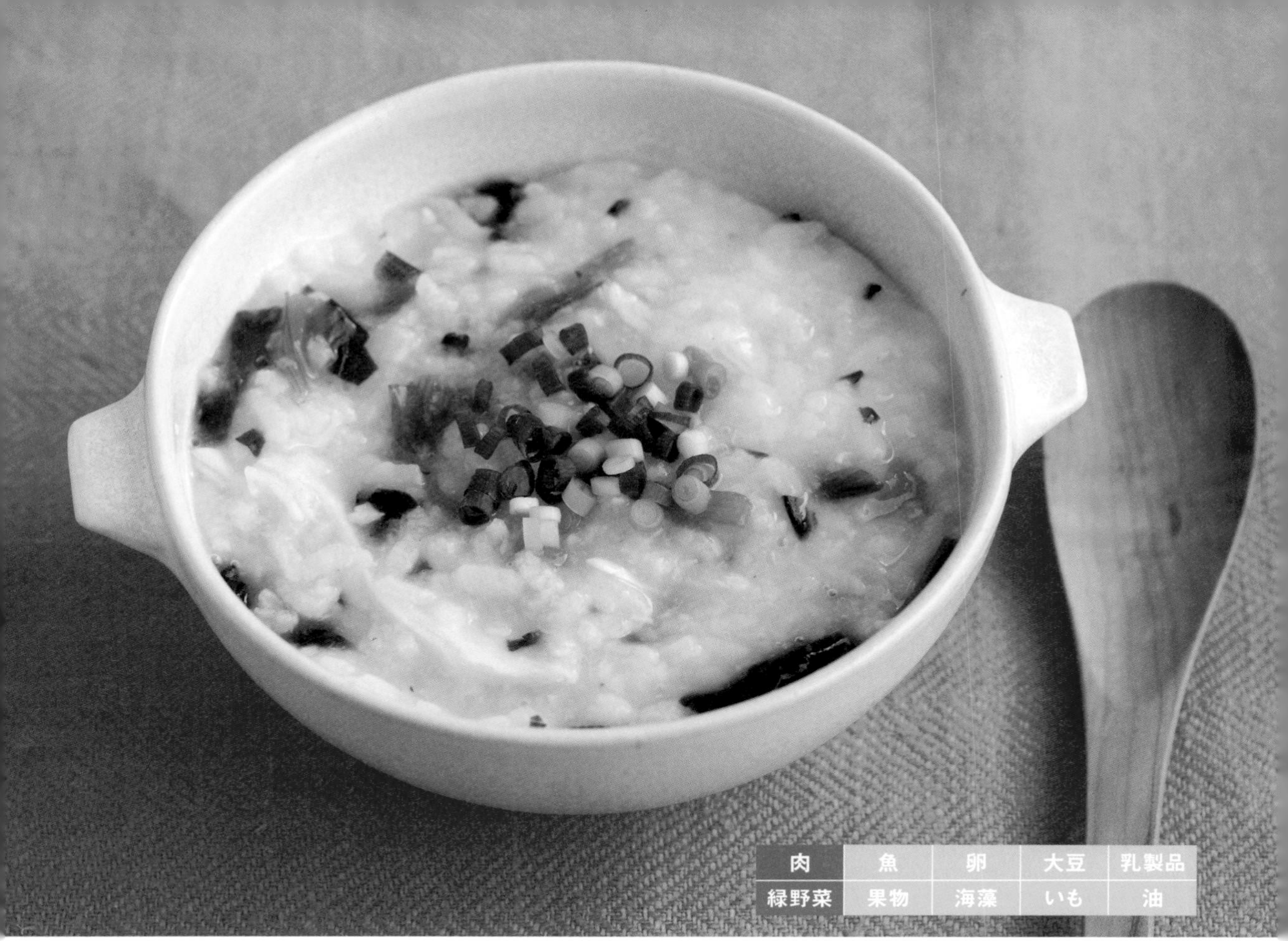

肉	魚	卵	大豆	乳製品
緑野菜	果物	海藻	いも	油

体調不良時に助かる簡単メニュー

あっさり鶏がゆ

レトルト食品　冷凍食品

材料（1人分）

サラダチキン（レトルト）…⅓枚（40g）
水…250㎖
白だし…小さじ1
しょうがのすりおろし（チューブ）…少々
ごはん…150g
ほうれんそう（冷凍）…30g
細ねぎ（小口切り）…少々

作り方

1 サラダチキンは細く裂く。
2 鍋に水と白だし、しょうがを入れて火にかける。沸騰したら、ごはん、ほうれんそう、**1**を加え、15分ほど火にかける。
3 器に盛り、細ねぎを散らす。

Point

寒いときや体調がすぐれないときにおすすめ。鶏肉は体をあたため、鶏むね肉に含まれるイミダペプチドは、疲労回復に効果があるといわれます。サラダチキンは、すでにほぐしてある商品もあり、たんぱく質が足りないときに簡単に追加できるので、ストックしておくと便利。

エネルギー	たんぱく質	塩分
287kcal	14.2g	1.1g

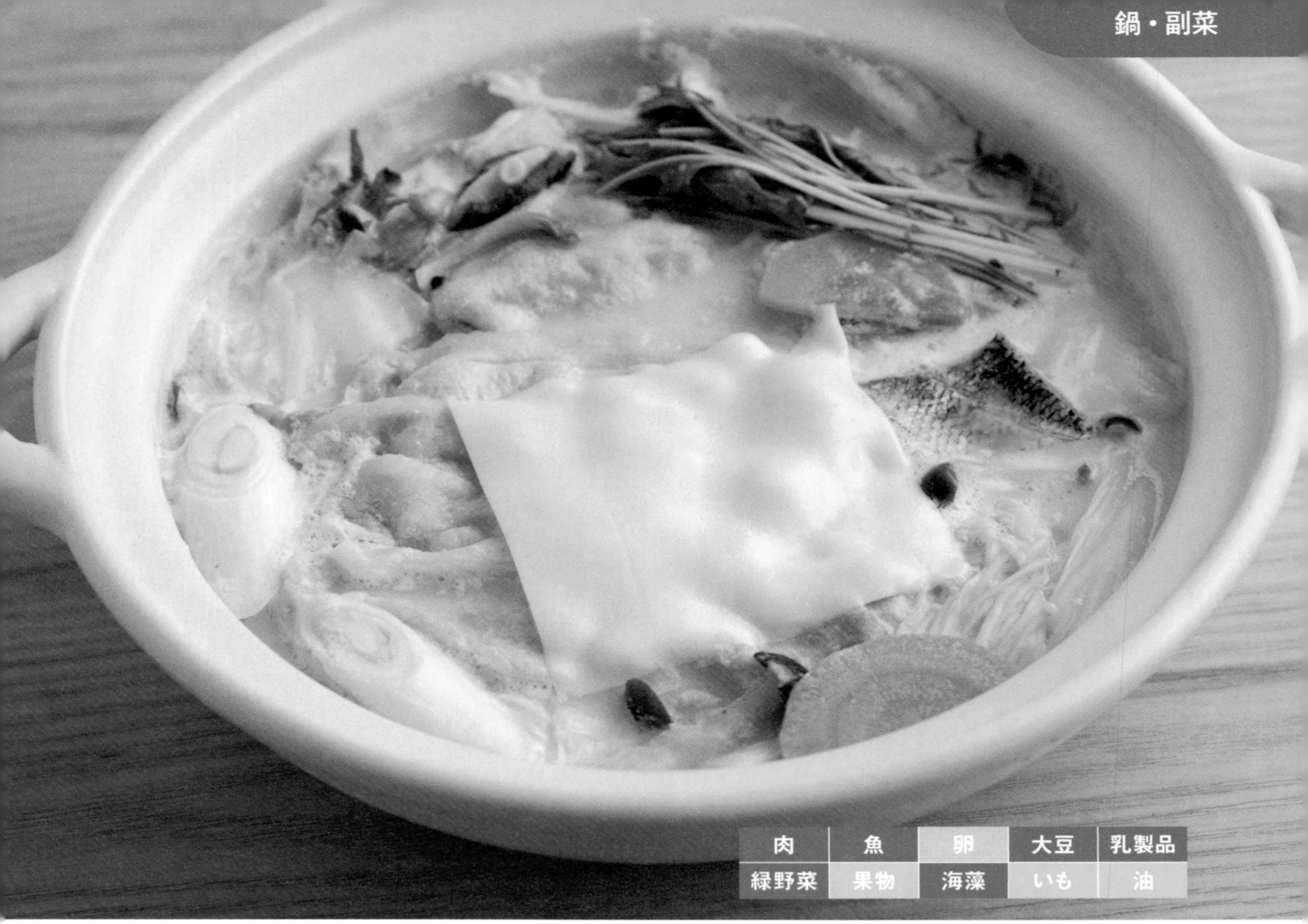

肉	魚	卵	大豆	乳製品
緑野菜	果物	海藻	いも	油

切る手間も省略！ 煮込むだけのうれしい栄養鍋

栄養たっぷり豆乳鍋

カット野菜　冷凍食品

材料　(2人分)　＊写真は2人分です。

豚肉（しゃぶしゃぶ用）… 100g
たらの切り身… 1切れ
A
- 無調整豆乳… 400㎖
- 水… 200㎖
- 白だし…大さじ5

鍋用カット野菜（白菜、水菜、ねぎ、にんじんなど）… 1袋（300g）
きのこミックス（冷凍・しいたけ、しめじ、えのきだけ）… 60g
昆布… 1枚（5㎝角）
とけるスライスチーズ… 1枚

エネルギー	たんぱく質	塩分
348kcal	29.4g	4.6g

作り方

1. 昆布はキッチンばさみで細切りにする。
2. 鍋に**A**と**1**を入れてひと煮立ちさせ、豚肉、たら、野菜、きのこを加えて煮る。肉と魚に火が通ったら、チーズをのせて火を止める。煮立てすぎないように注意する。

Point

栄養がしっかりとれる鍋になります。栄養不足や体力が落ちていると感じるときに、ぜひ食べていただきたい一品。〆にごはんを入れて卵雑炊にすると栄養アップ！鍋に食材を入れて煮るだけで、簡単に栄養をとれるのはうれしいですね。

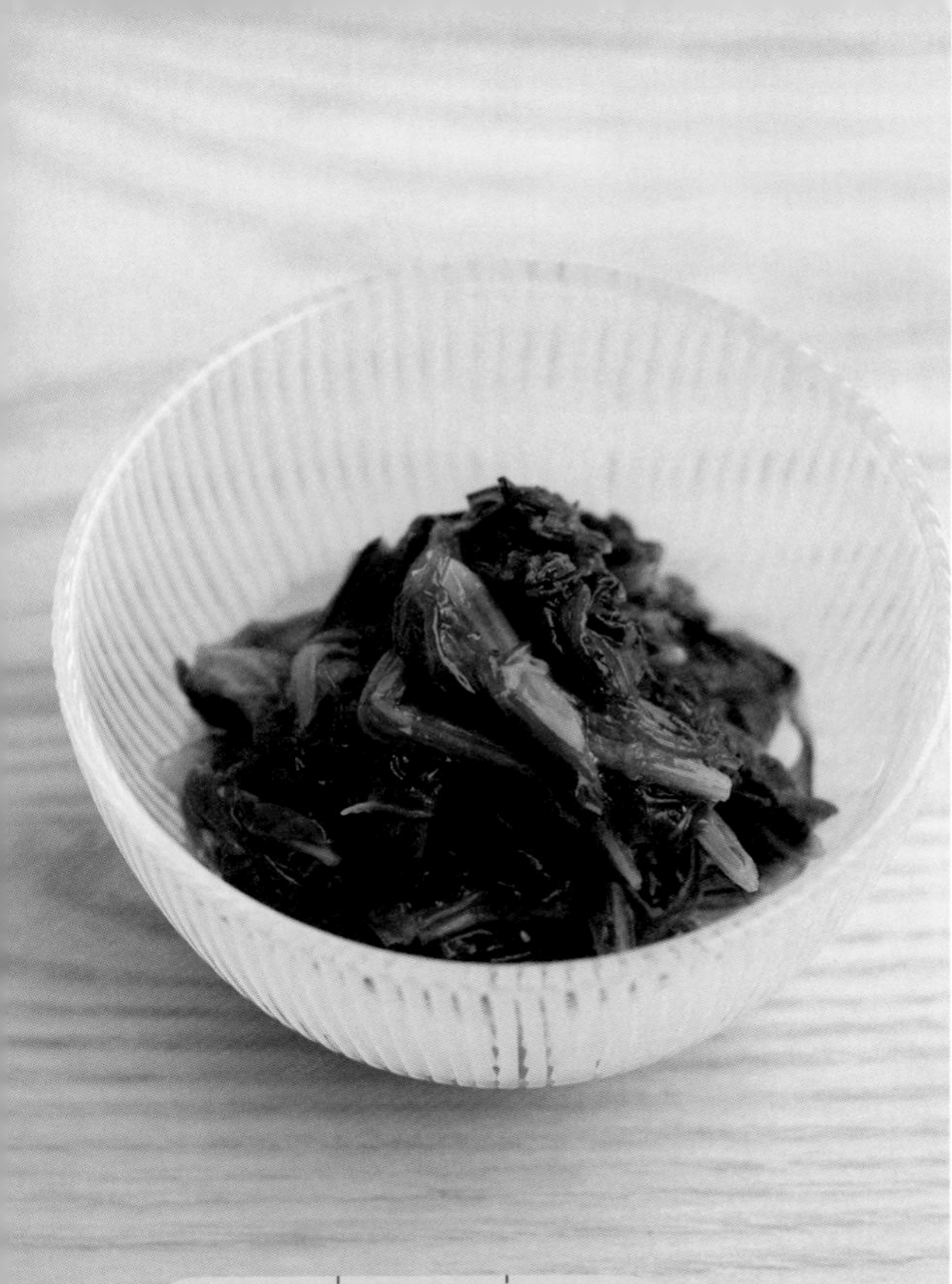

エネルギー 12kcal　たんぱく質 1.2g　塩分 0.2g

肉	魚	卵	大豆	乳製品
緑野菜	果物	海藻	いも	油

あえるだけの簡単酢の物

ほうれんそうともずくの酢の物

冷凍食品

材料（2人分）

ほうれんそう（冷凍）… 80g
もずく酢（市販品）… 1パック（40g）

作り方

1 ほうれんそうは解凍し、水けをしっかりしぼってボウルに入れる。

2 もずくの酢の物とあえる。

Point

もずくの酢の物はそのまま食べることが多い食品ですが、すでに味つけされているため、ほうれんそうやオクラ、小松菜と合わせることで簡単においしい酢の物ができ上がります。

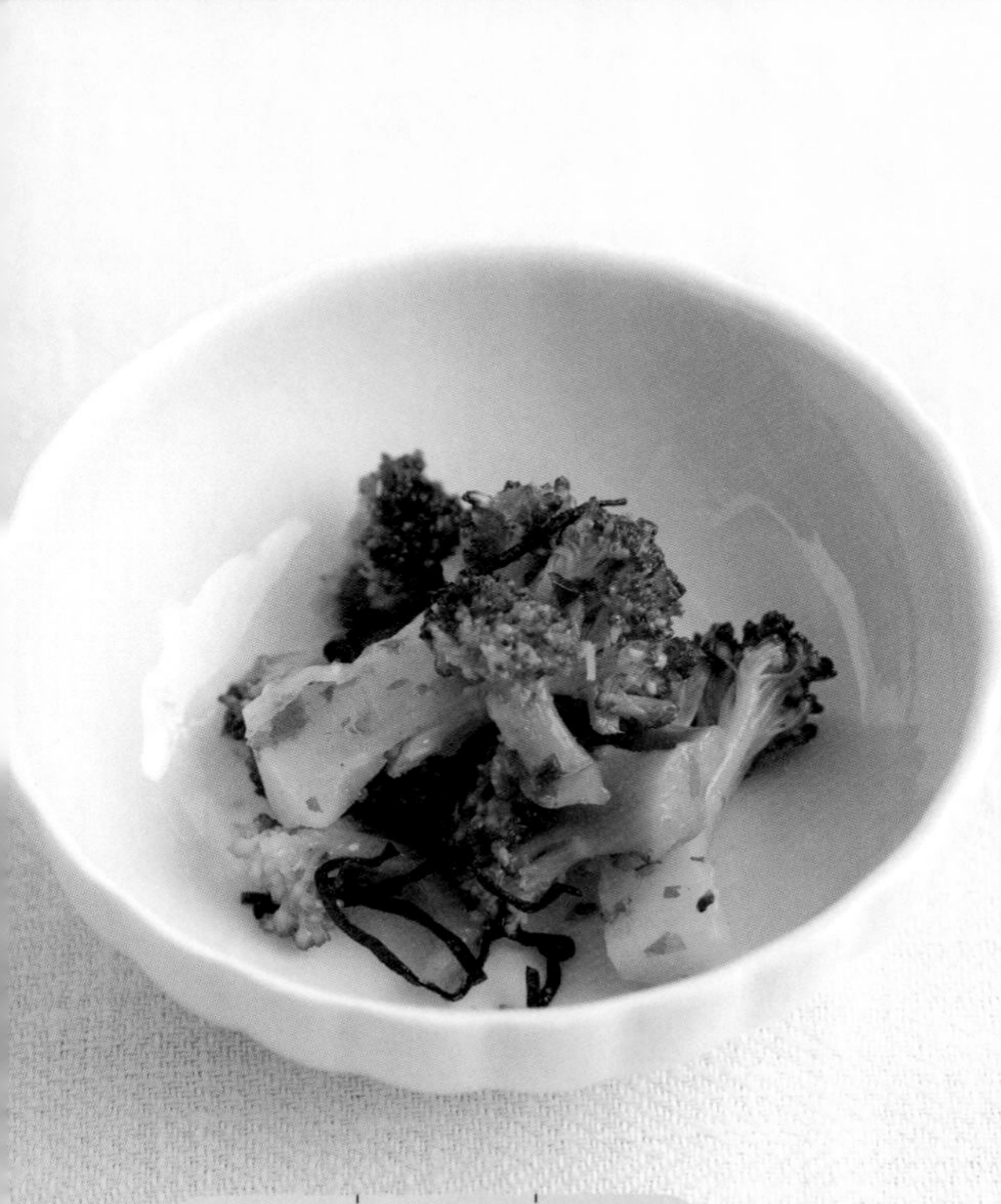

エネルギー 33kcal　たんぱく質 1.8g　塩分 0.2g

肉	魚	卵	大豆	乳製品
緑野菜	果物	海藻	いも	油

ごま油の風味を生かした減塩小鉢

ブロッコリーのナムル風

冷凍食品

材料（2人分）

ブロッコリー（冷凍）… 80g
塩昆布…ひとつまみ
削り節…少々
ごま油…小さじ1

作り方

1 ブロッコリーは解凍し、大きいものは小房に分け、水けをきってボウルに入れる。

2 塩昆布、削り節、ごま油を加えてあえる。

Point

ごま油の風味を生かすことで、必要以上に塩味を加えなくてもおいしく食べることができます。より減塩に気をつけたい方は、減塩タイプの塩昆布がおすすめです。

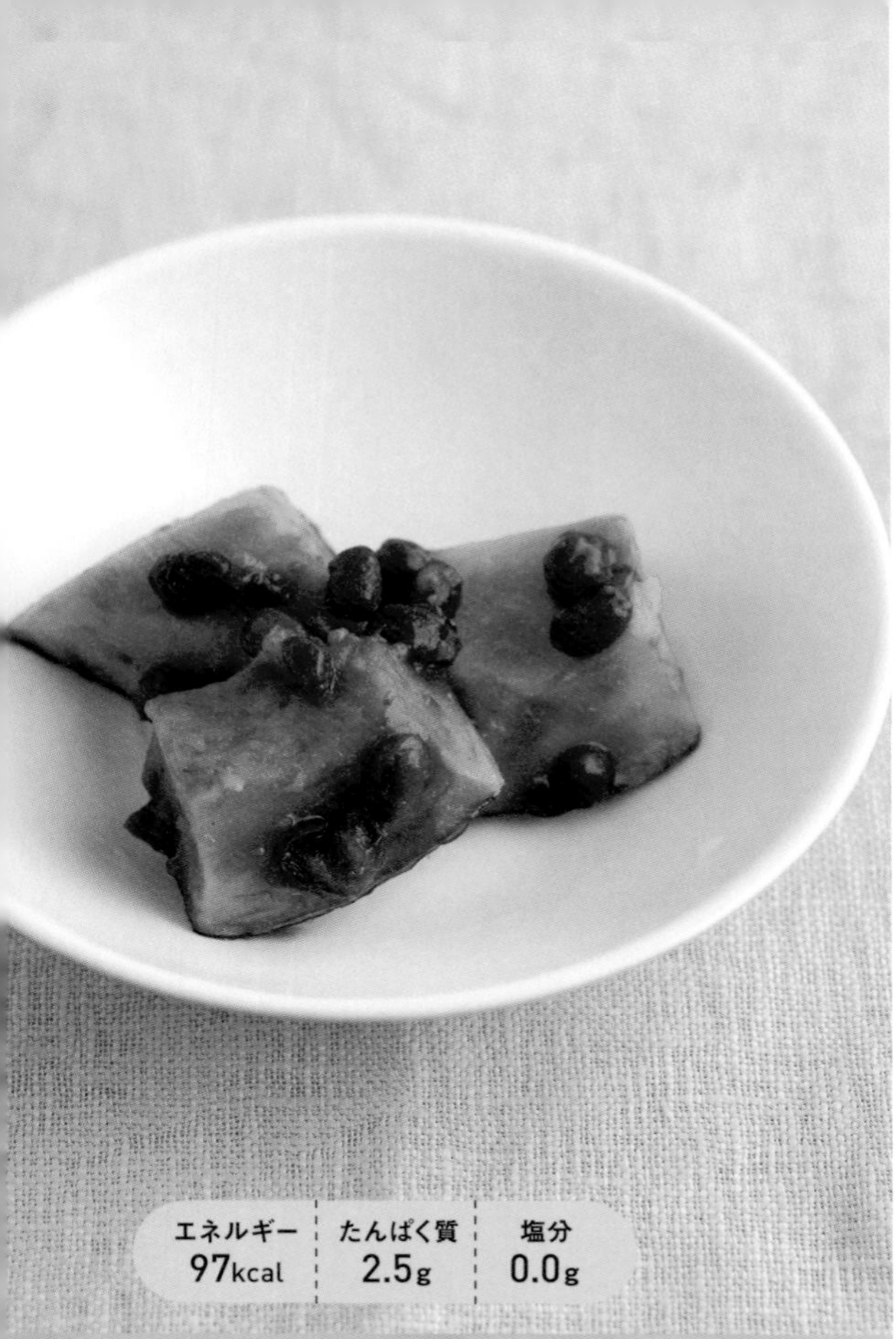

肉	魚	卵	大豆	乳製品
緑野菜	果物	海藻	いも	油

あと一品ほしいときにすぐできる!

かぼちゃのいとこ煮

冷凍食品　缶詰

材料（2人分）

かぼちゃ（冷凍）… 100g
あずき（缶詰）…大さじ2

作り方

1 かぼちゃは表示どおりに電子レンジで加熱する。大きければ一口大に切る。

2 あずきとまぜる。

Point

びっくりするほど簡単なレシピですが、多くの方が好きな料理ではないでしょうか？ あずきの甘さで砂糖などを追加しなくてもおいしく食べられます。箸休めのもう一品におすすめ。

エネルギー	たんぱく質	塩分
97kcal	2.5g	0.0g

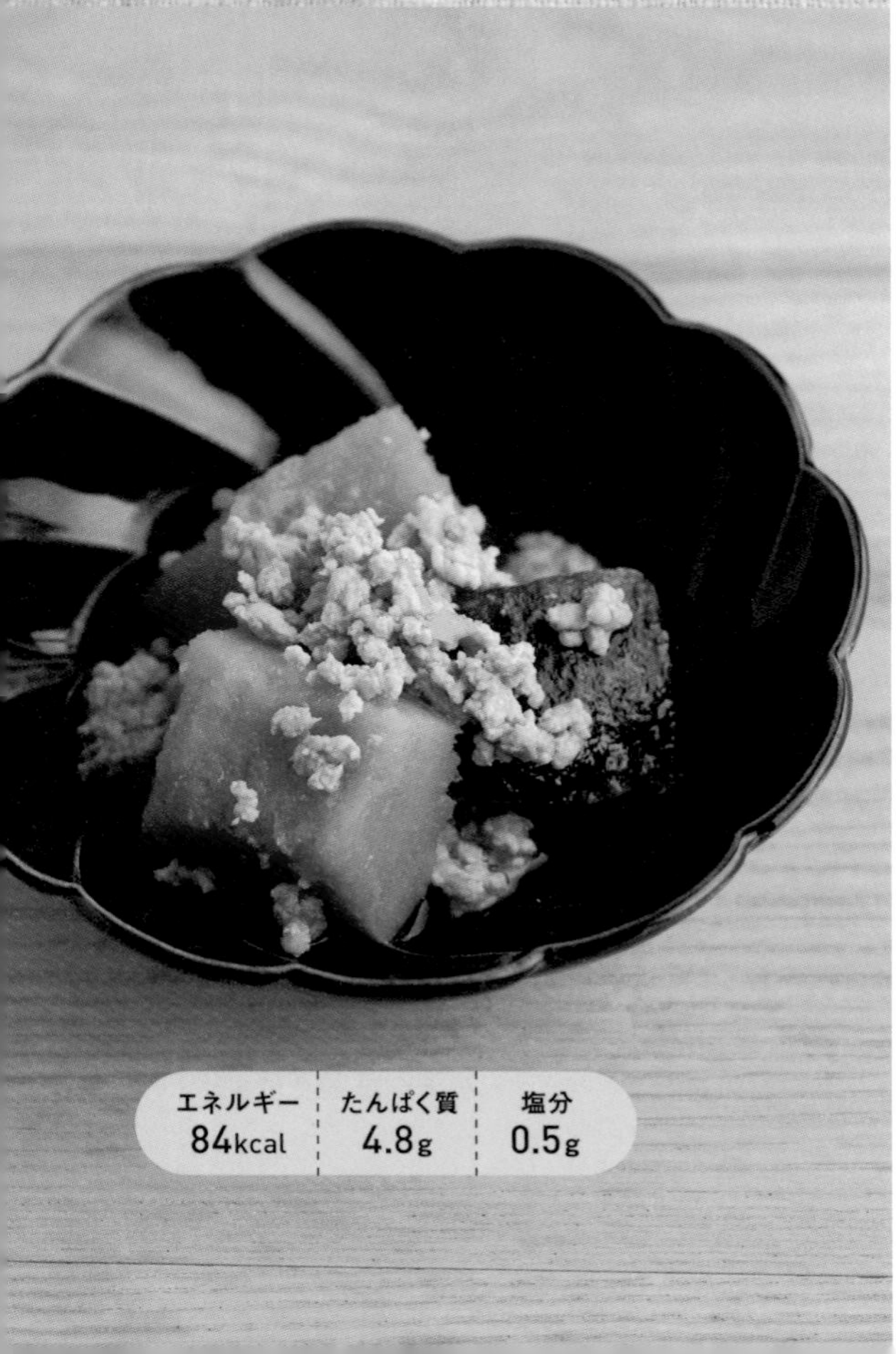

肉	魚	卵	大豆	乳製品
緑野菜	果物	海藻	いも	油

さっとできる定番煮物

かぼちゃのそぼろ煮

冷凍食品

材料（2人分）

かぼちゃ（冷凍）… 100g
豚ひき肉… 40g
A
めんつゆ（3倍濃縮）…大さじ1/2
水… 200mℓ
しょうがのすりおろし（チューブ）…少々

作り方

1 鍋に**A**を入れて火にかけ、沸騰したらひき肉を加えてほぐしながら煮る。

2 肉の色が変わったら、かぼちゃを加えて煮る。

Point

下処理されている冷凍のかぼちゃは火が通りやすいので、肉の色が変わったらさっと煮る程度ででき上がります。煮くずれしやすいので、加熱のしすぎには要注意です。

エネルギー	たんぱく質	塩分
84kcal	4.8g	0.5g

肉	魚	卵	大豆	乳製品
緑野菜	果物	海藻	いも	**油**

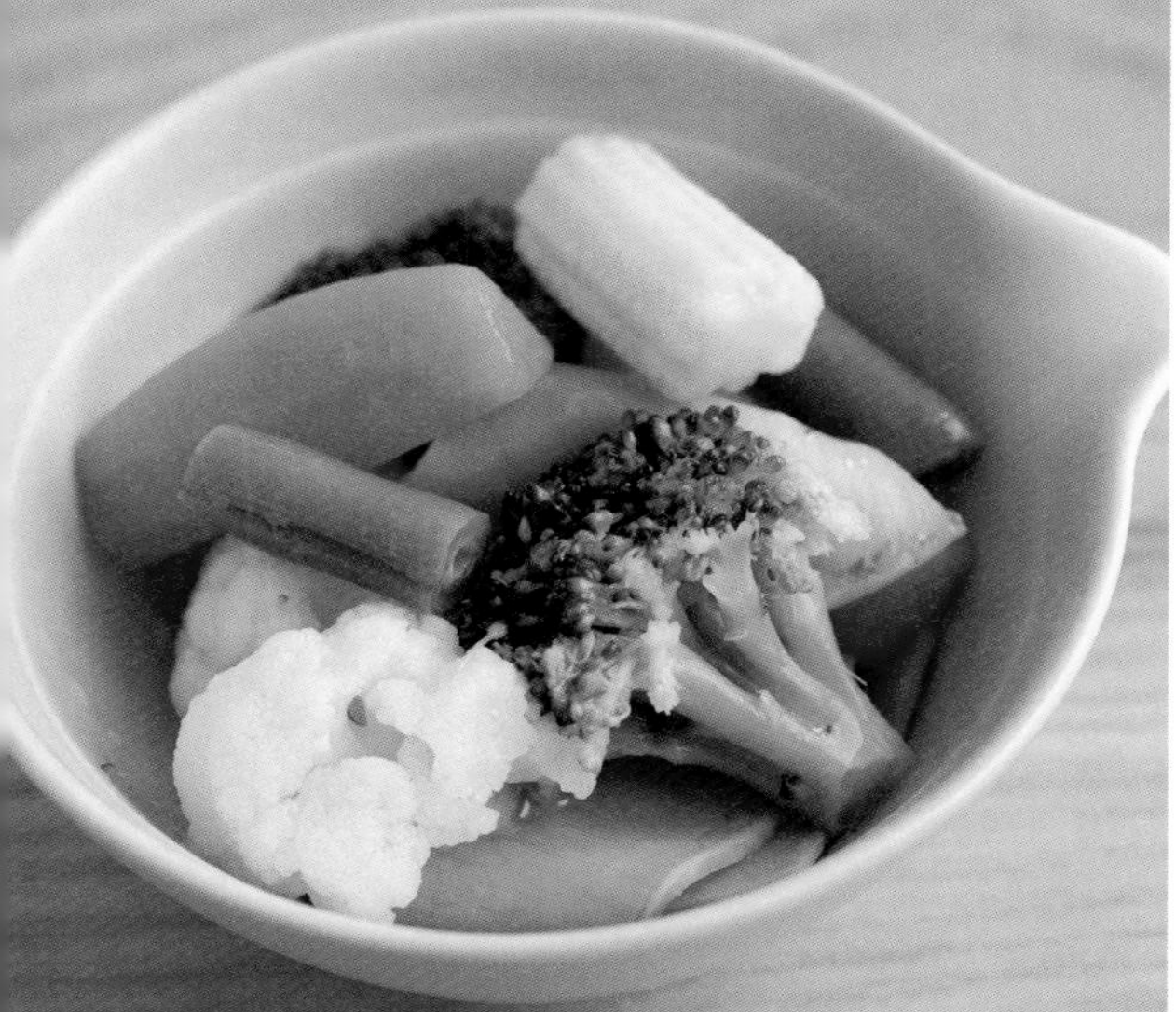

エネルギー	たんぱく質	塩分
101kcal	3.5g	0.7g

作りおきにもおすすめ!

野菜のマリネ

冷凍食品

材料 (2人分)

洋風野菜ミックス (冷凍・ブロッコリー、カリフラワー、にんじん、さやいんげん、ヤングコーンなど)…1/2袋 (120g)
ロースハム…4枚
A 砂糖…小さじ1
A 塩…少々
A 酢…大さじ2
A オリーブ油…大さじ1

作り方

1 ハムは4等分に切る。**A**はまぜる。
2 野菜は表示どおりに電子レンジで加熱する。
3 ハム、**2**、**A**をまぜる。

Point

緑黄色野菜は、油といっしょにとることでビタミンの吸収率が高まります。酢でさっぱりとした味つけにして食欲増進を。作りおきするのもおすすめです。

肉	魚	卵	大豆	乳製品
緑野菜	果物	海藻	**いも**	油

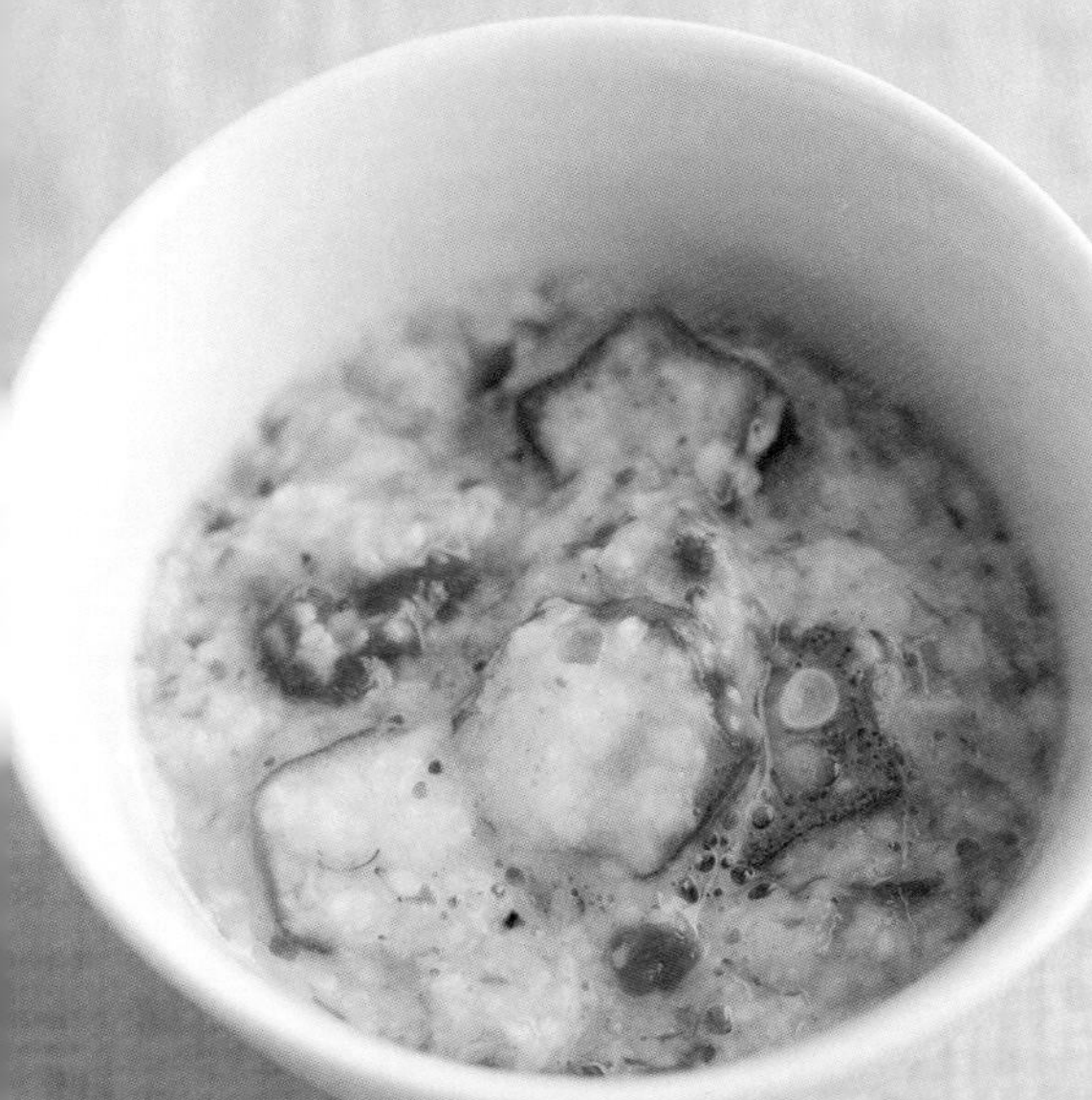

エネルギー	たんぱく質	塩分
47kcal	2.9g	0.9g

胃腸が疲れているときに

オクラととろろの梅肉あえ

冷凍食品

材料 (2人分)

オクラ (冷凍。小口切り)… 60g
長いも (冷凍とろろ)… 100g
梅干し… 1個
削り節… 3g

作り方

1 オクラ、とろろは解凍する。
2 梅干しは種をとり、包丁の背でたたいてこまかくする。
3 **1**と**2**、削り節をまぜる。

Point

梅のクエン酸は疲労回復を助けます。オクラや長いものネバネバは胃粘膜の保護や、たんぱく質の消化を促進します。また、整腸作用があるので、胃腸が疲れているときにおすすめです。

肉	魚	卵	大豆	乳製品
緑野菜	果物	海藻	いも	油

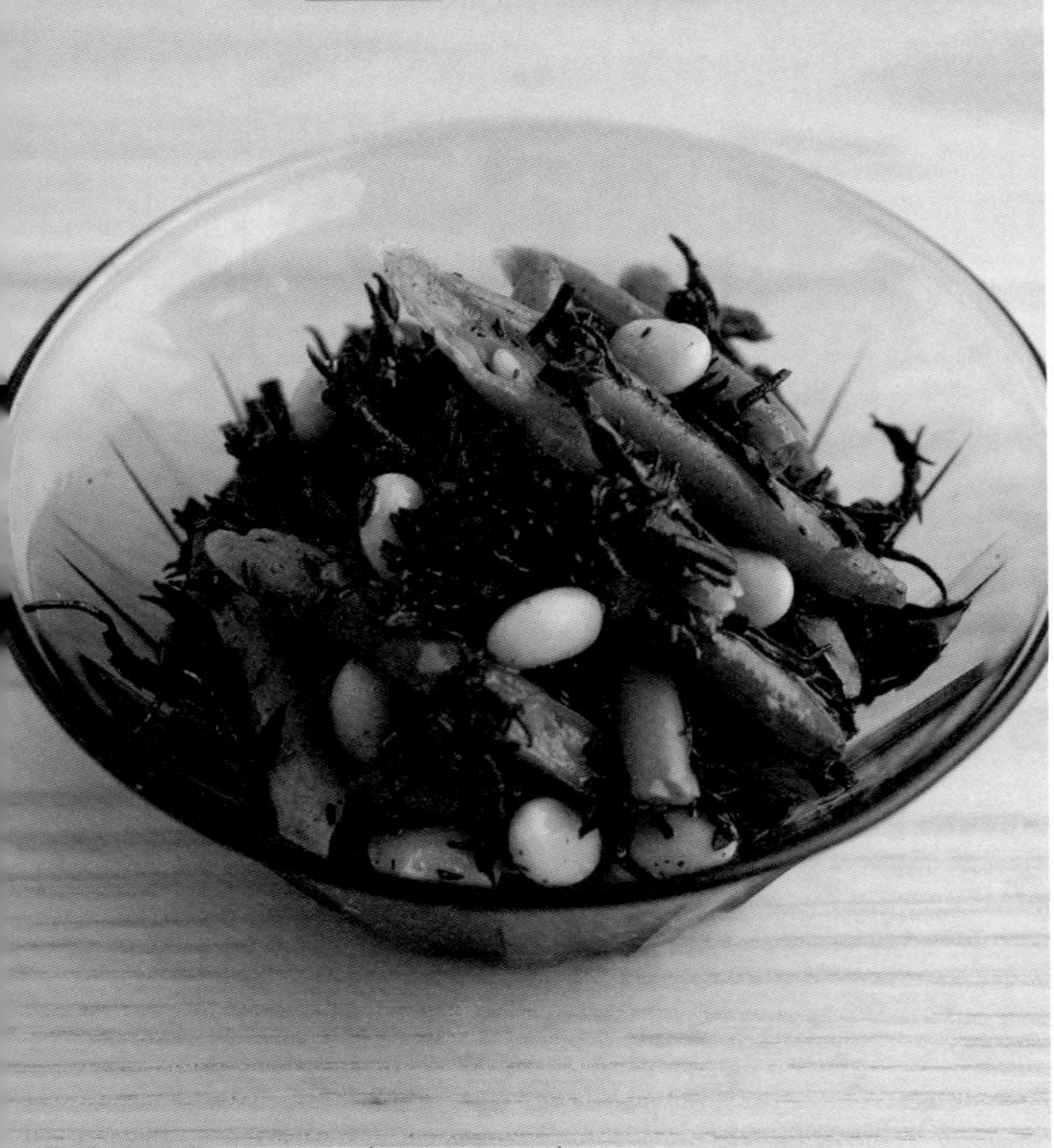

エネルギー	たんぱく質	塩分
58kcal	3.1g	0.7g

食物繊維とミネラルが豊富

ひじきといんげんの和風サラダ

缶詰　冷凍食品

材料（2人分）

ひじき（缶詰）… 100g
いんげん（冷凍）… 60g
大豆水煮（缶詰）…大さじ2
和風ドレッシング（オイル入り）…大さじ2

作り方

1 いんげんは解凍し、食べやすい大きさの斜め切りにする。

2 ひじき、**1**、大豆をドレッシングであえる。

Point

かみごたえがあるので、しっかりかんで食べることを意識してください。ひじき特有の香りが気になる方は、ごま油を加えるのがおすすめ。

肉	魚	卵	大豆	乳製品
緑野菜	果物	海藻	いも	油

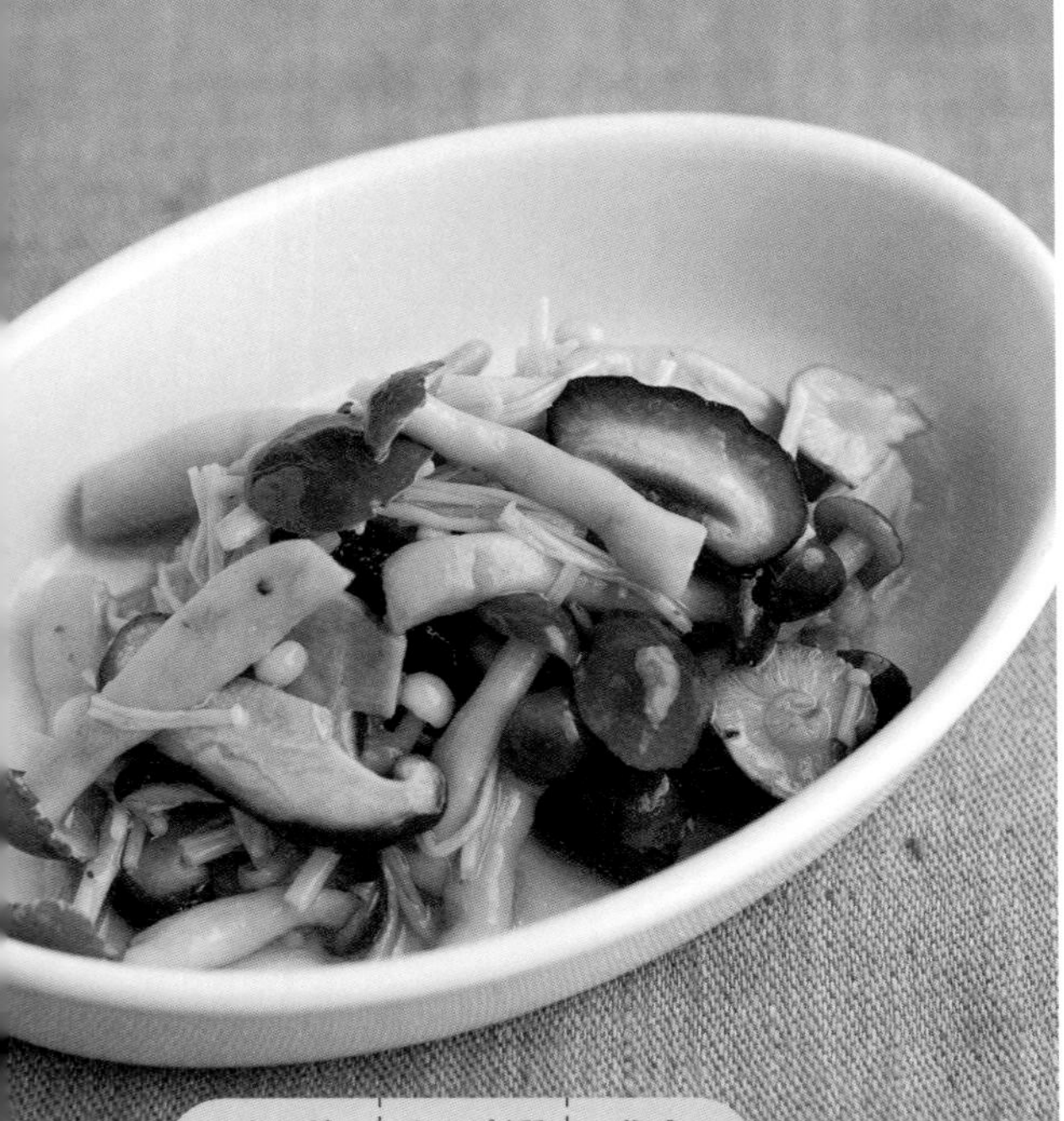

エネルギー	たんぱく質	塩分
117kcal	6.0g	0.7g

きのこの食感も楽しむマリネ

きのこのポン酢マリネ

冷凍食品

材料（2人分）

きのこミックス（冷凍・しいたけ、しめじ、
　えのきだけ）… 100g
にんにくのすりおろし（チューブ）…少々
ポン酢しょうゆ…小さじ2
オリーブ油…大さじ1

作り方

1 耐熱皿にきのこを入れ、ラップをふんわりとかけて電子レンジで3分ほど加熱する。

2 にんにく、ポン酢しょうゆ、オリーブ油を加えてまぜ、冷蔵室で冷やす。

Point

手軽に食物繊維、ビタミンDを摂取できます。多めに作ってサラダや豆腐にかけるのもおすすめ。パスタなどめん類とあえても。きのこのうまみでおいしく食べられます。

肉	魚	卵	大豆	乳製品
緑野菜	果物	海藻	いも	油

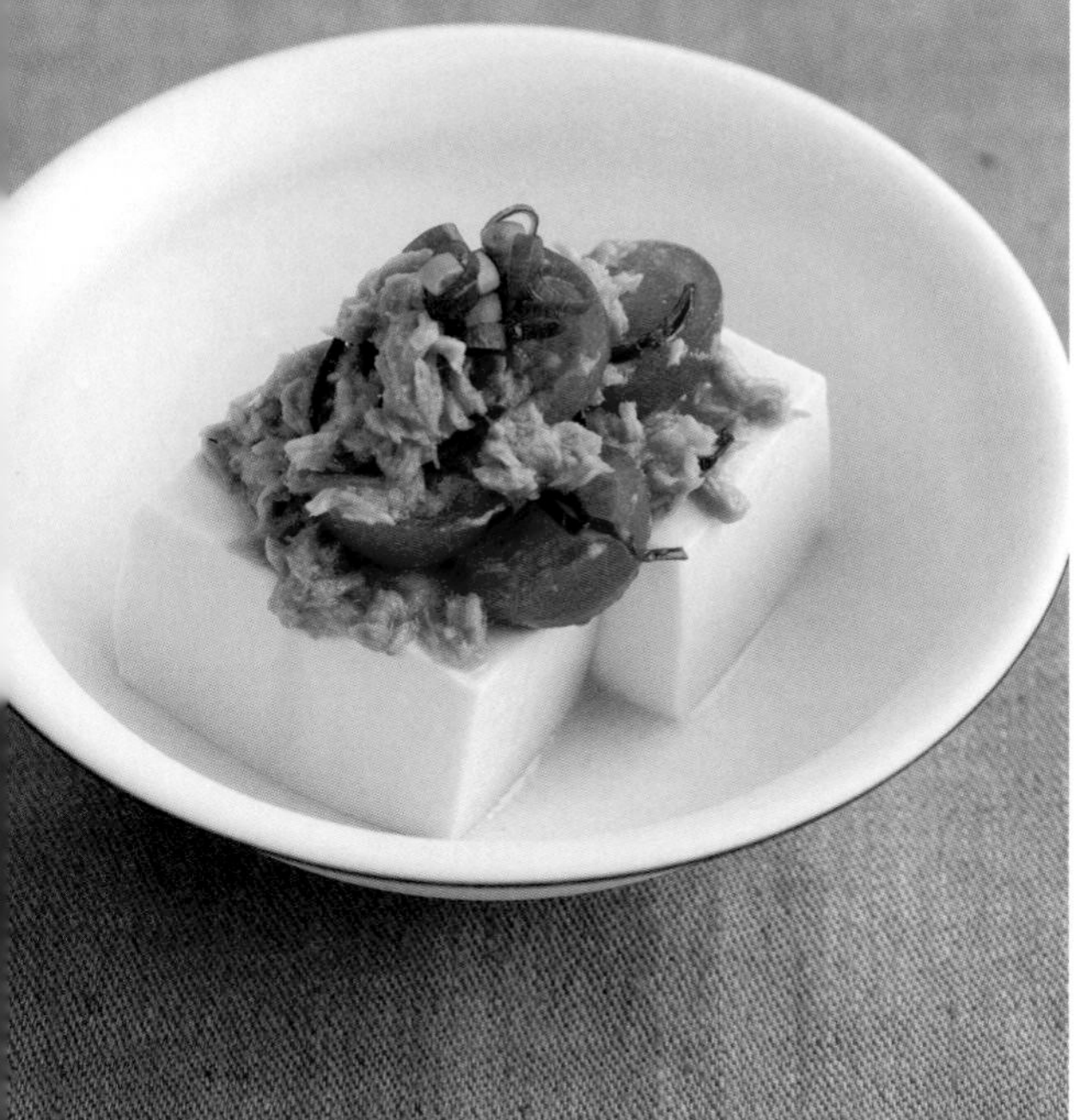

エネルギー	たんぱく質	塩分
188kcal	14.7g	0.7g

具だくさんで栄養価アップ

ツナやっこ

缶詰

材料（2人分）

絹ごし豆腐…300g

A
- ツナ油漬け（缶詰）…1缶（70g）
- ミニトマト（半分に切る）…4個
- 塩昆布…ひとつまみ
- ポン酢しょうゆ…小さじ1

細ねぎ（小口切り）…適宜

作り方

1 Aはまぜ合わせる。

2 豆腐は水けをきり、器に盛って**1**をのせる。

3 好みで細ねぎを散らす。

Point

豆腐にひと手間加えるだけで、たくさんの栄養がとれる一品に。塩昆布のグルタミン酸のうまみを活用することで、減塩効果も期待できます。

肉	魚	卵	大豆	乳製品
緑野菜	果物	海藻	いも	油

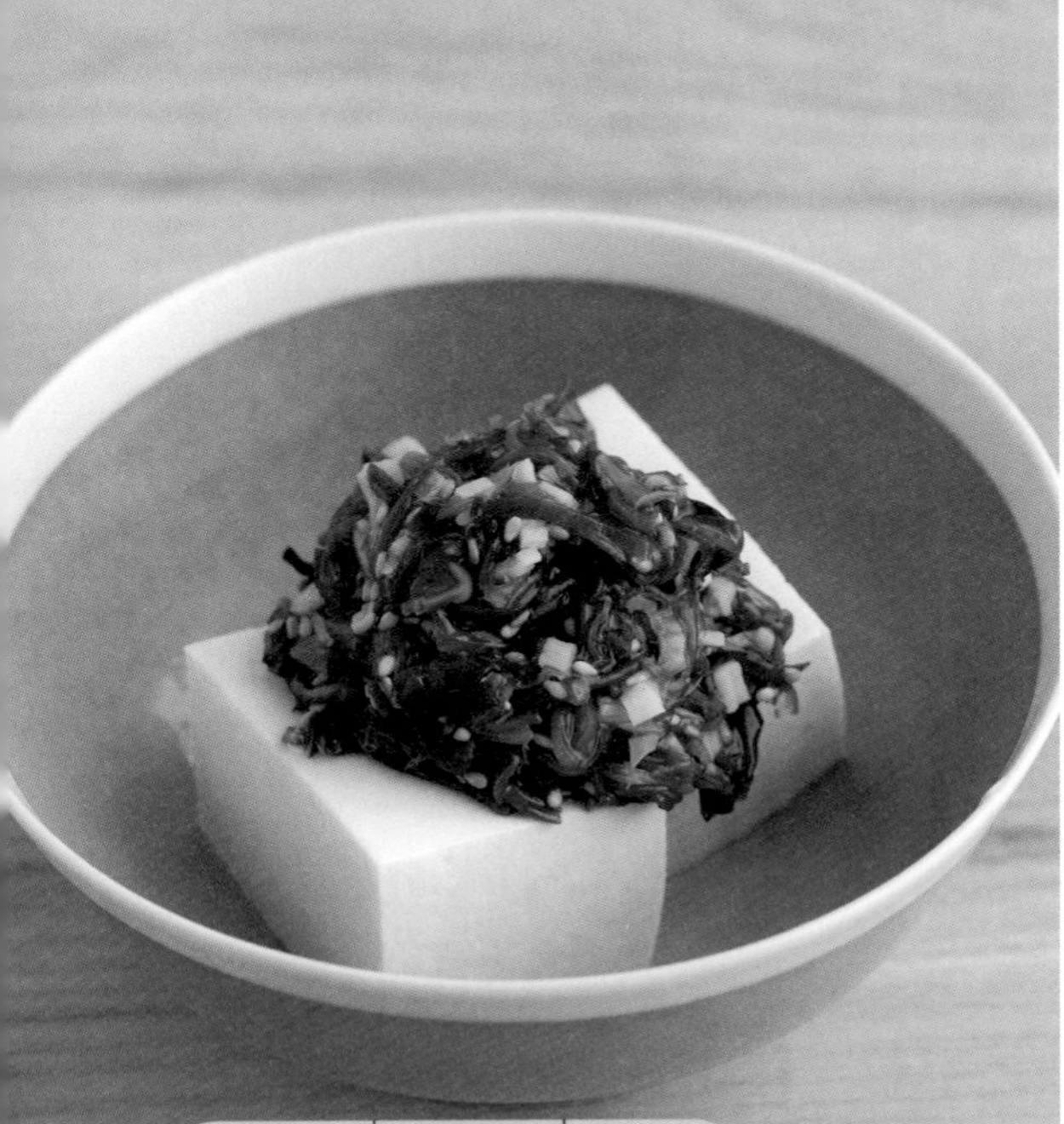

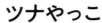

エネルギー	たんぱく質	塩分
114kcal	9.7g	0.4g

薬味を上手に活用しておいしく減塩

ミネラルたっぷり冷ややっこ

材料（2人分）

絹ごし豆腐…300g

かに風味かまぼこ…2本

青じそ（みじん切り）…2枚

細ねぎ（みじん切り）…大さじ1

めかぶわかめ（味つき）…1パック（70g）

いり白ごま…大さじ1

作り方

1 かにかまはみじん切りにする。

2 **1**と青じそ、細ねぎ、めかぶわかめ、ごまをあえる。

3 豆腐は水けをきり、器に盛って**2**をのせる。

Point

薬味をたくさん使い、味つきのめかぶを活用することで、調味料なしでもとろりとおいしく食べることができます。

肉	魚	卵	大豆	乳製品
緑野菜	果物	海藻	いも	油

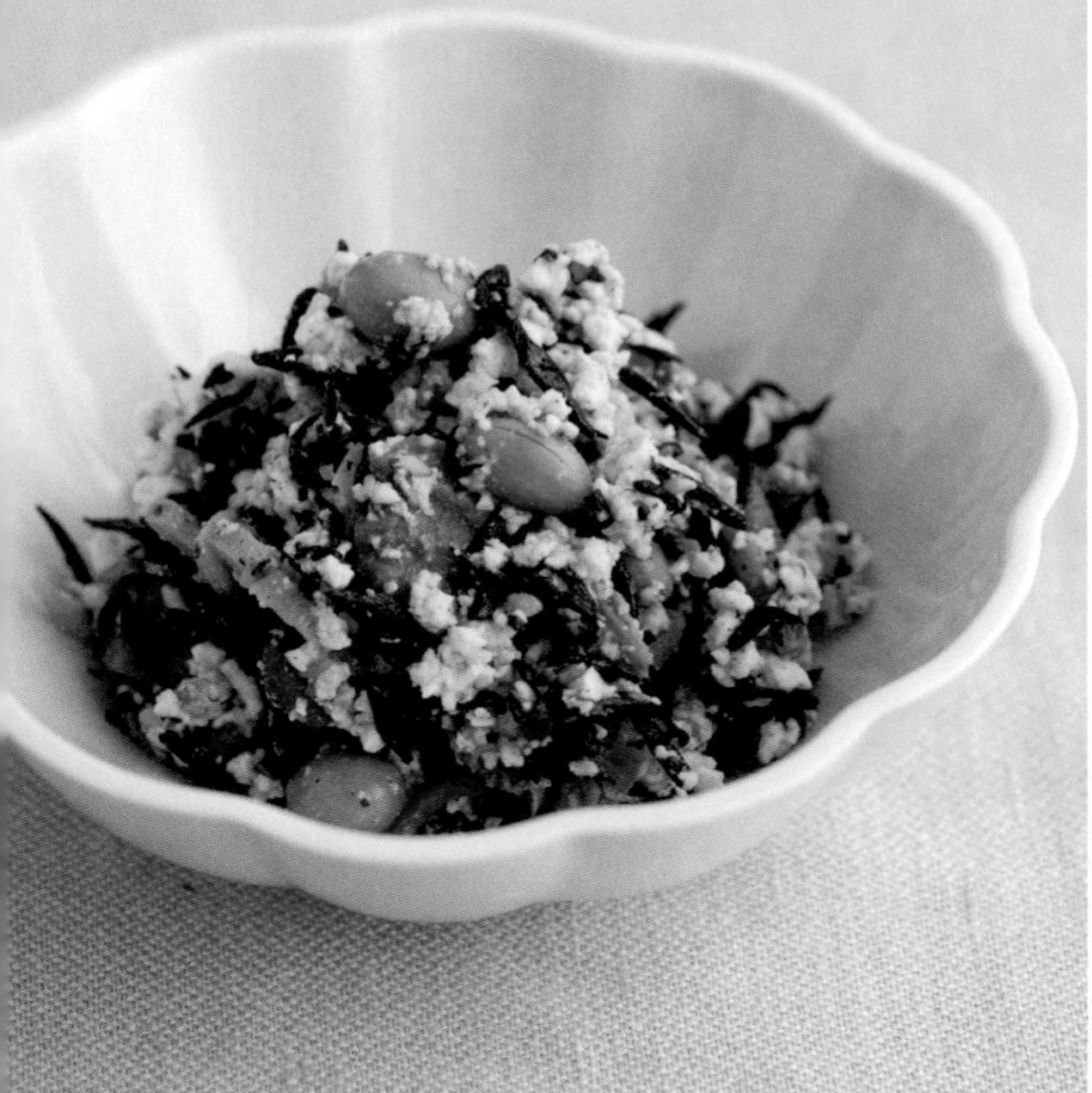

エネルギー 81kcal　たんぱく質 4.6g　塩分 0.4g

ひじきの煮物に豆腐を加えて栄養価アップ

ひじきの白あえ

材料 (2人分)

ひじきの煮物(市販品。にんじん入り)
…1袋(60g)
絹ごし豆腐…1/4丁
すり白ごま…大さじ1

作り方

1 豆腐はキッチンペーパーで包み、電子レンジで2分加熱する。あら熱がとれたら、くずしながらごまとまぜる。

2 ひじきの煮物を**1**とまぜ合わせる。

Point

ひじきの煮物はそのまま食べることが多いですが、豆腐とまぜることで、あっという間に栄養価の高い白あえが完成です。すりごまを加えることで、コクと栄養もさらにアップします。

肉	魚	卵	大豆	乳製品
緑野菜	果物	海藻	いも	油

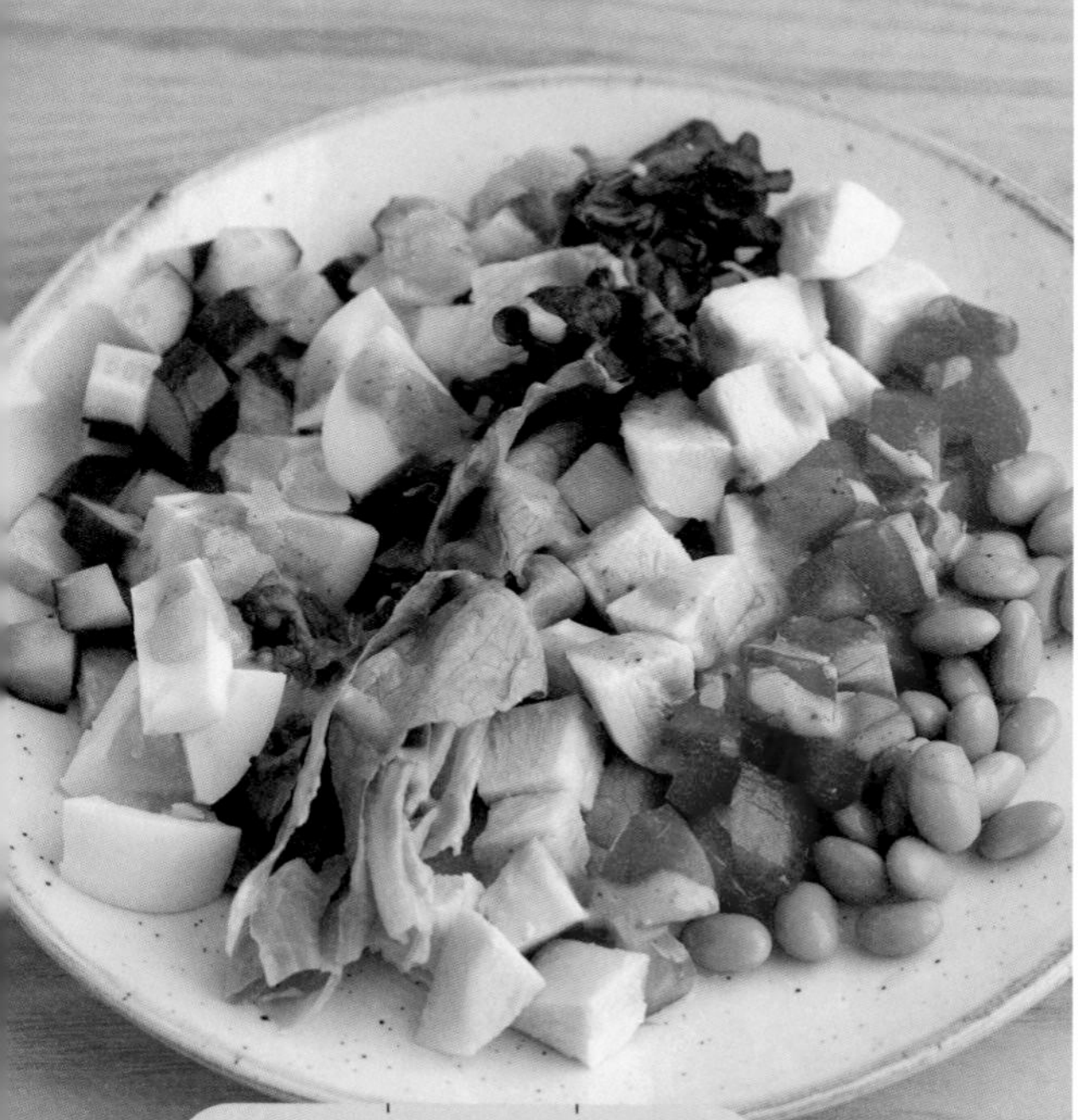

エネルギー 238kcal　たんぱく質 23.8g　塩分 1.2g

見た目も楽しいカラフルサラダ

コブサラダ

レトルト食品　冷凍食品　カット野菜

材料 (2人分)

サラダチキン(レトルト)…1枚(120g)
ゆで卵…2個
きゅうり…1/2本
トマト…1個
枝豆(冷凍)…40g
サラダ用カット野菜(レタスなど)…(40g)
ドレッシング(オイル入り)…大さじ2

作り方

1 枝豆は解凍する。サラダチキン、ゆで卵、きゅうり、トマトは1.5cm角に切る。

2 器にカット野菜と**1**を盛り、ドレッシングをかける。

Point

アメリカ発の、具材を同じくらいの大きさに切って盛りつけるサラダ。枝豆を冷凍のアボカドに変更すると、本場の味に。たんぱく質もしっかりとれるごちそうサラダです。

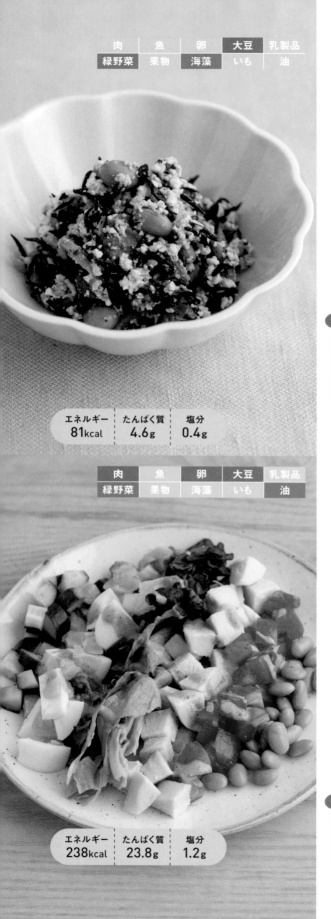

肉	魚	卵	大豆	乳製品
緑野菜	果物	海藻	いも	油

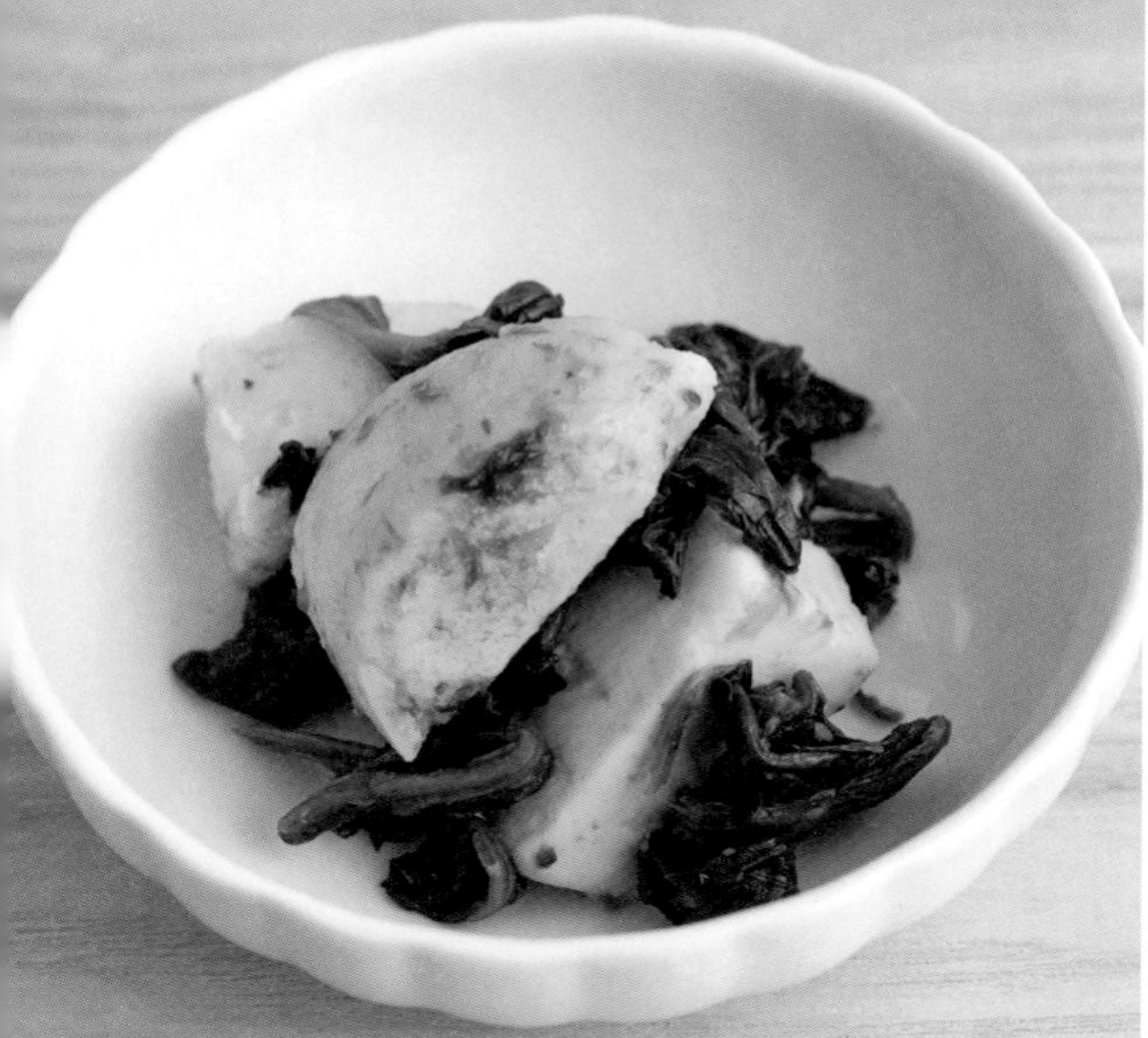

エネルギー	たんぱく質	塩分
43kcal	2.6g	0.5g

のりのつくだ煮で簡単に

里いもとほうれんそうのあえ物

水煮野菜　冷凍食品

材料（2人分）

里いも（水煮）… 100g
ほうれんそう（冷凍）… 60g
のりのつくだ煮（市販品）…小さじ2

作り方

1 ほうれんそうは解凍し、水けをしぼる。里いもは水けをきり、耐熱容器に入れてラップをふんわりとかけ、電子レンジで2分ほど加熱する。

2 里いもが冷めたら、ほうれんそう、のりのつくだ煮をまぜ合わせる。

Point

里いものねっとり感とさっぱりとしたほうれんそう、甘めのつくだ煮がよく合う一品。のりのつくだ煮がない場合、ちぎった焼きのりとめんつゆであえてもおいしい。

肉	魚	卵	大豆	乳製品
緑野菜	果物	海藻	いも	油

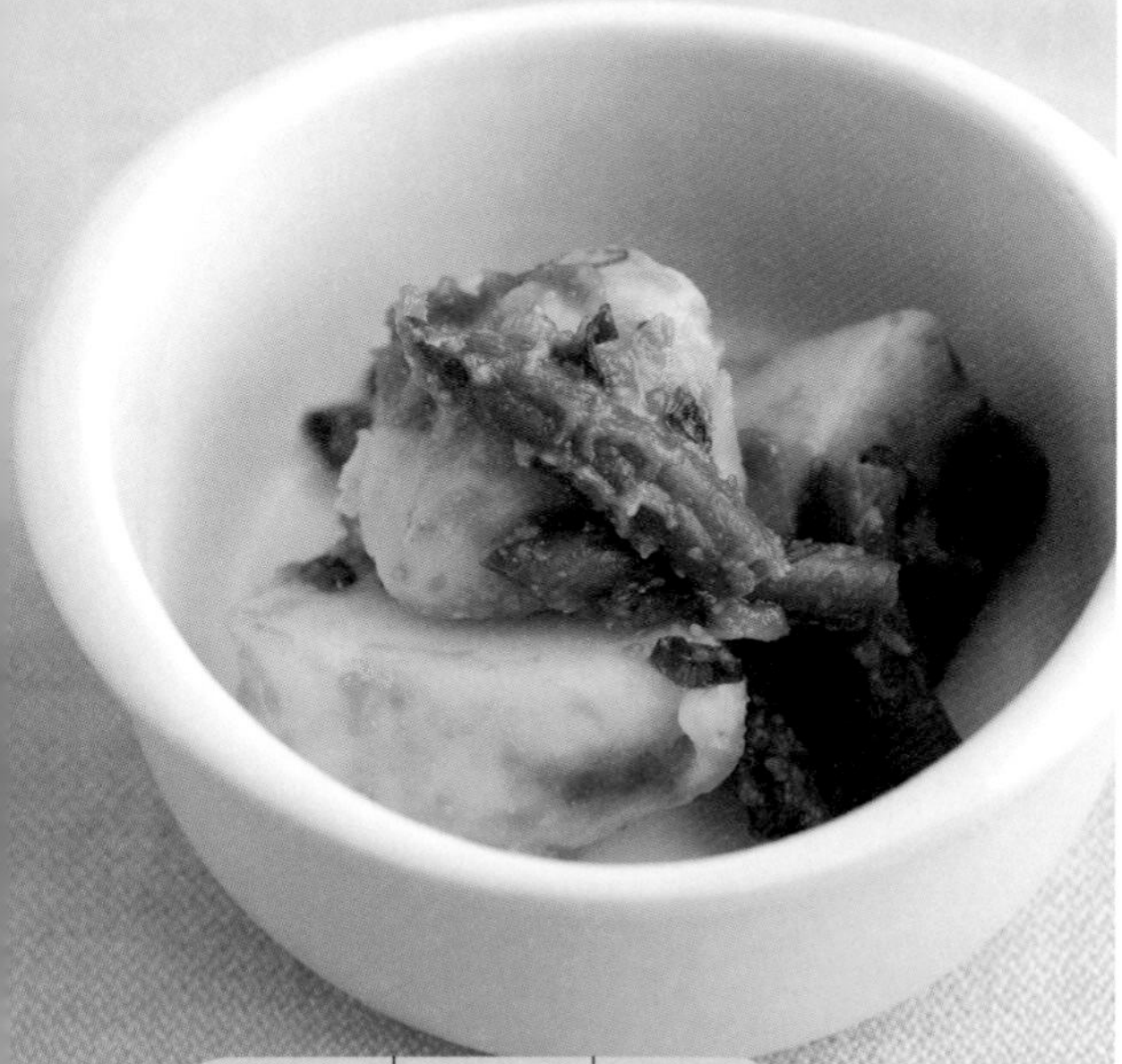

エネルギー	たんぱく質	塩分
46kcal	1.7g	0.7g

みそのコクで食欲増進

里いものみそあえ

水煮野菜　冷凍食品

材料（2人分）

里いも（水煮）… 100g
さやいんげん（冷凍）… 20g
細ねぎ（小口切り）…小さじ1
A［みそ…小さじ2
　 砂糖…小さじ1

作り方

1 細ねぎと**A**をまぜ合わせる。

2 里いもは半分に切り、いんげんは解凍して食べやすい長さに切る。耐熱皿に入れ、ラップをふんわりとかけて電子レンジで2分ほど加熱する。

3 **2**に**1**をからめる。

Point

田楽のような懐かしい風味です。里いもが熱いうちに調味料をからめると、味がなじみやすくなります。市販の田楽用みそを使うと、さらにお手軽に。

肉	魚	卵	大豆	**乳製品**
緑野菜	果物	海藻	いも	**油**

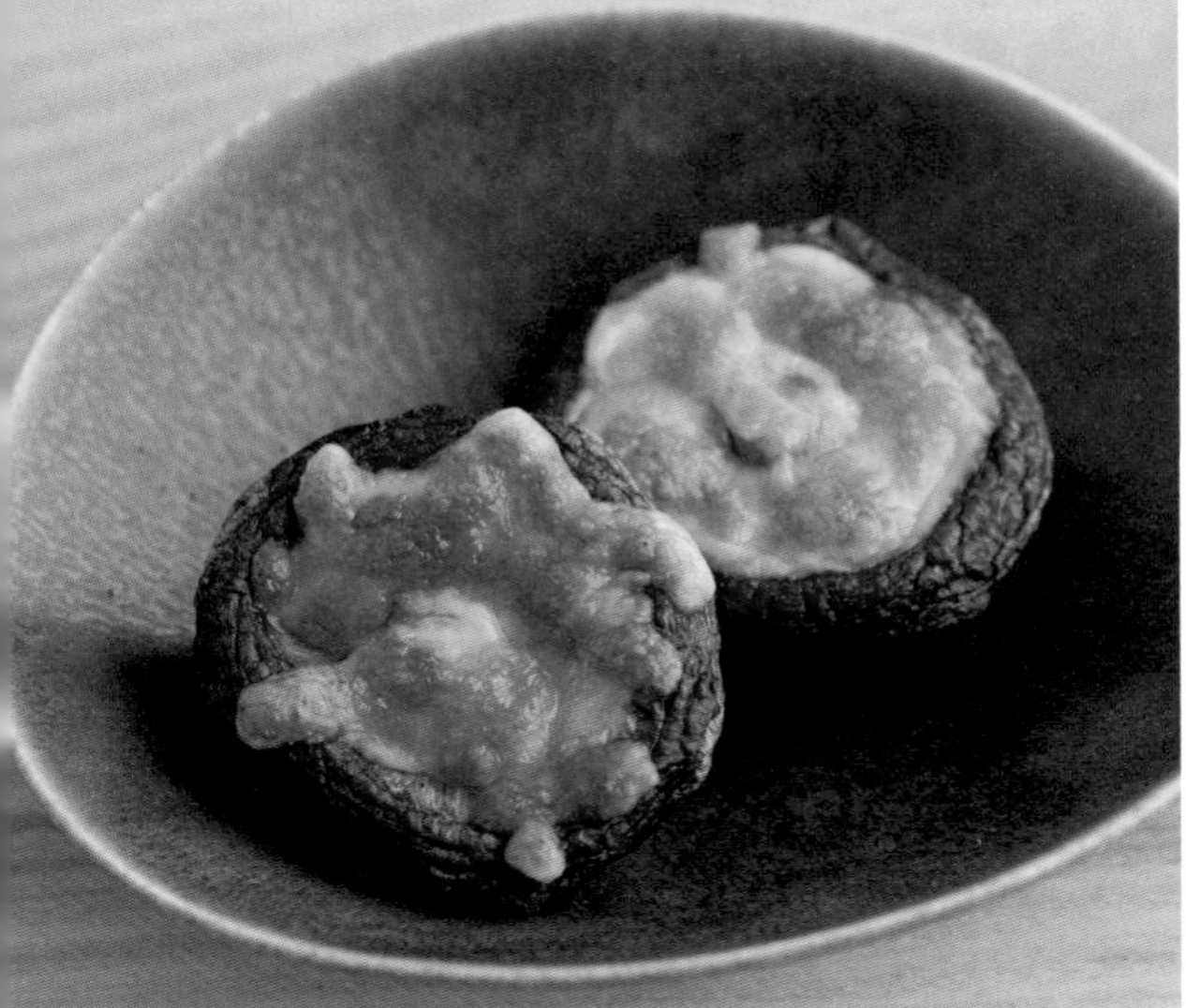

エネルギー	たんぱく質	塩分
57kcal	3.2g	0.8g

相性抜群！ 焼くだけの簡単レシピ

しいたけのチーズ焼き

材料 (2人分)

しいたけ…4個
塩…少々
ピザ用チーズ…20g
オリーブ油…小さじ1

作り方

1 しいたけは軸をとって、かさの内側に塩を振り、オリーブ油をまぶす。
2 ピザ用チーズをのせ、アルミホイルの上に並べる。
3 オーブントースターで4〜5分焼く。

Point

簡単でおいしいだけでなく、きのこのビタミンDがチーズのカルシウムの吸収を助ける相性抜群の組み合わせ。「きのこミックス」にチーズをのせて焼いてもOK。

肉	**魚**	卵	大豆	乳製品
緑野菜	果物	**海藻**	いも	**油**

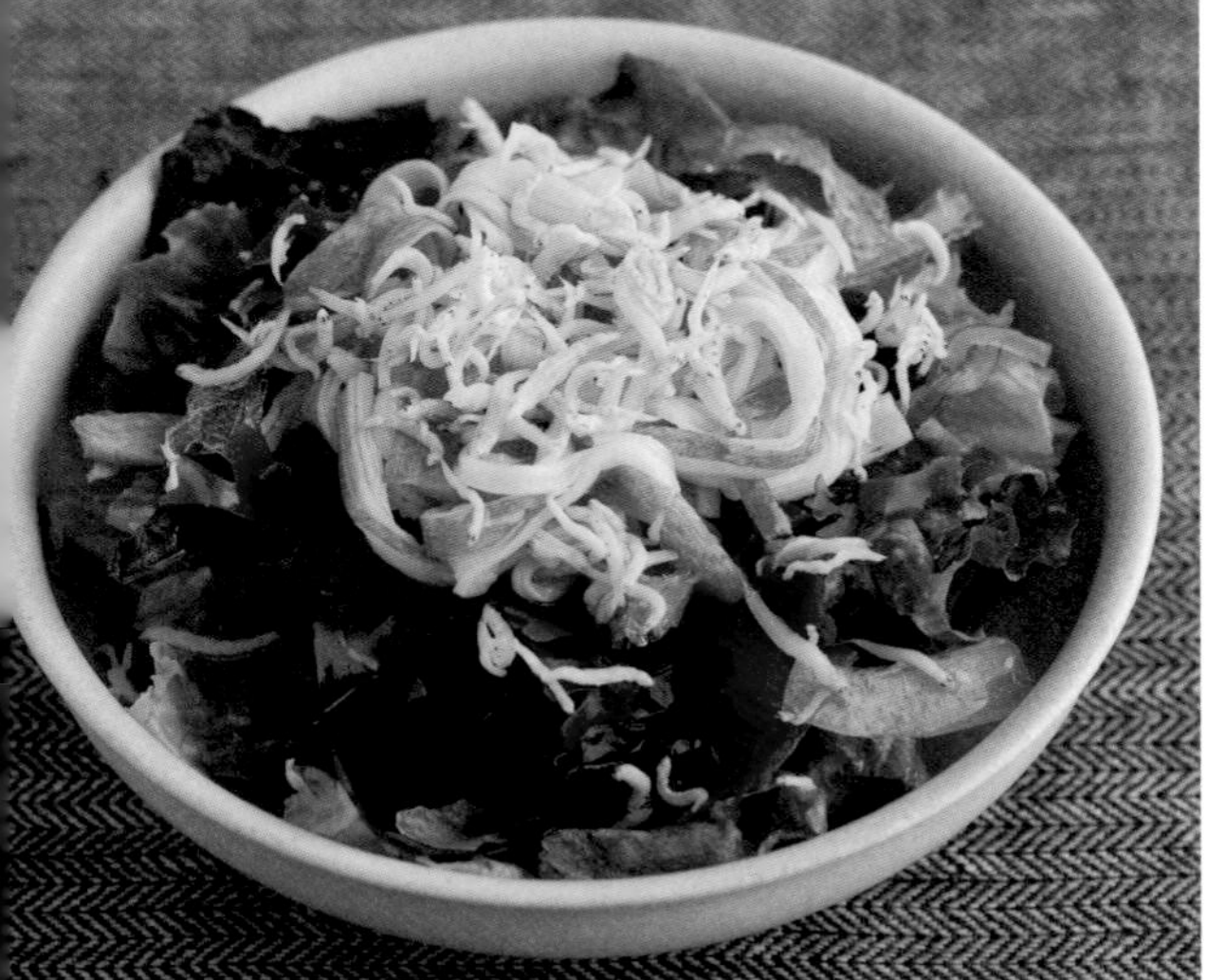

エネルギー	たんぱく質	塩分
60kcal	3.4g	1.1g

たんぱく質とビタミン、ミネラル補給に

海藻サラダ

カット野菜

材料 (2人分)

海藻ミックス（乾燥）…4g
かに風味かまぼこ…4本
サラダ用カット野菜（サニーレタス、玉ねぎ、
　にんじんなど）…1袋（100g）
しらす干し…大さじ2
A ポン酢しょうゆ…大さじ1/2
　ごま油…大さじ1/2

作り方

1 海藻は水でもどし、水けをきる。かにかまは細く裂く。
2 器に**1**と野菜、しらすを盛り、まぜ合わせた**A**をかける。

Point

海藻が不足していると思ったときに、おすすめのサラダ。たんぱく質にビタミン、ミネラルもしっかりとれて、ごま油とポン酢の組み合わせが海藻とよく合います。

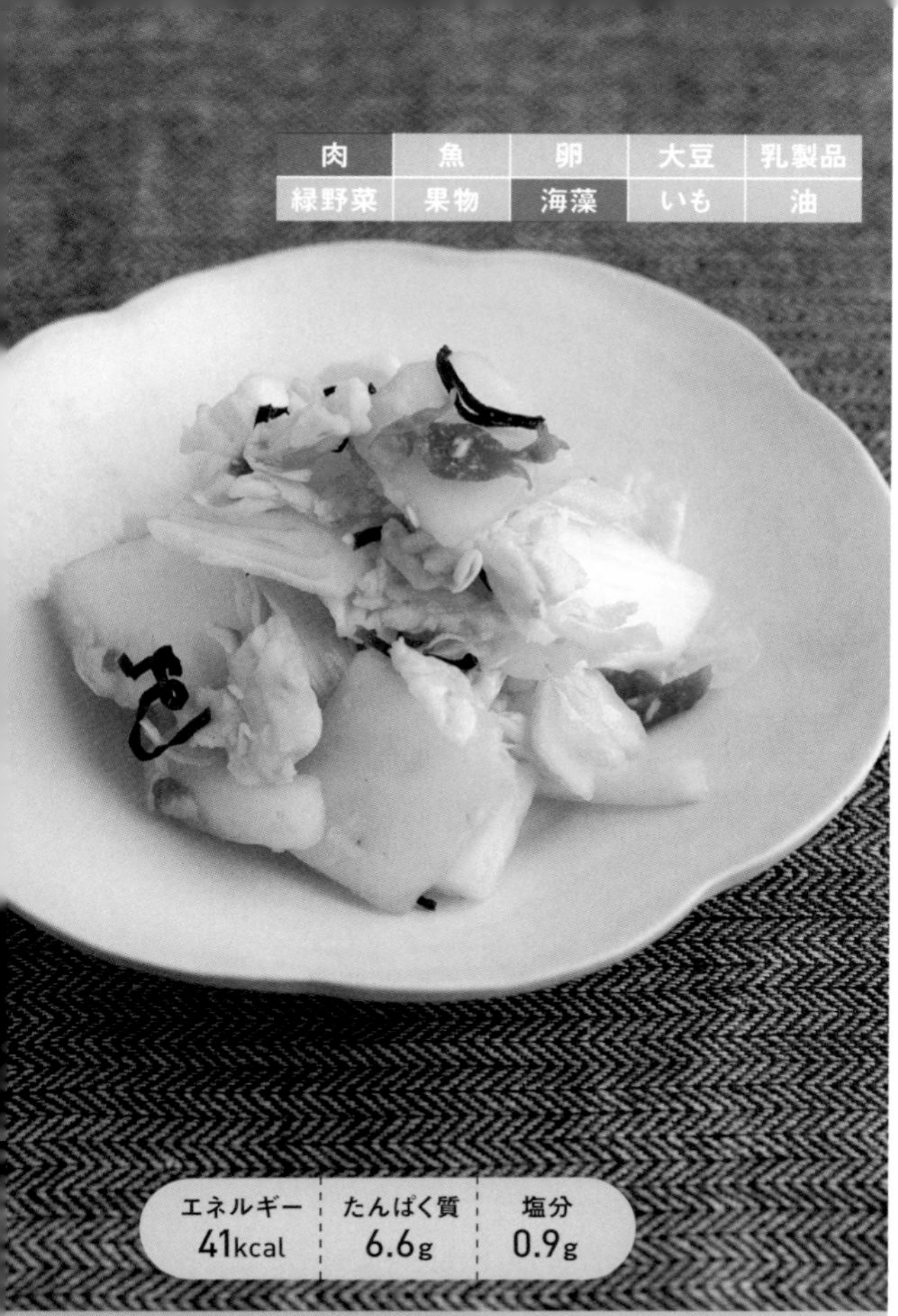

肉	魚	卵	大豆	乳製品
緑野菜	果物	海藻	いも	油

エネルギー	たんぱく質	塩分
41kcal	6.6g	0.9g

ポリ袋に入れてもみ込むだけ

野菜の梅昆布あえ

カット野菜　レトルト食品

材料　(2人分)

カット野菜 (白菜)… 1袋 (150g)
サラダチキン (レトルト)… 1/2枚 (50g)
梅干し… 1/2個
塩昆布… ひとつまみ
酢… 大さじ1

作り方

1 白菜は、大きければ食べやすい大きさにちぎる。サラダチキンは細く裂く。
2 梅干しは種をとり、こまかくちぎる。
3 ポリ袋に**1**と**2**、塩昆布、酢を入れ、もみ込む。

Point

梅干しは、しそ梅やはちみつ梅などがあり、含まれる塩分も違うため、味見をしながら塩昆布の量を加減しましょう。サラダチキンはちくわなどに変更してもOK。

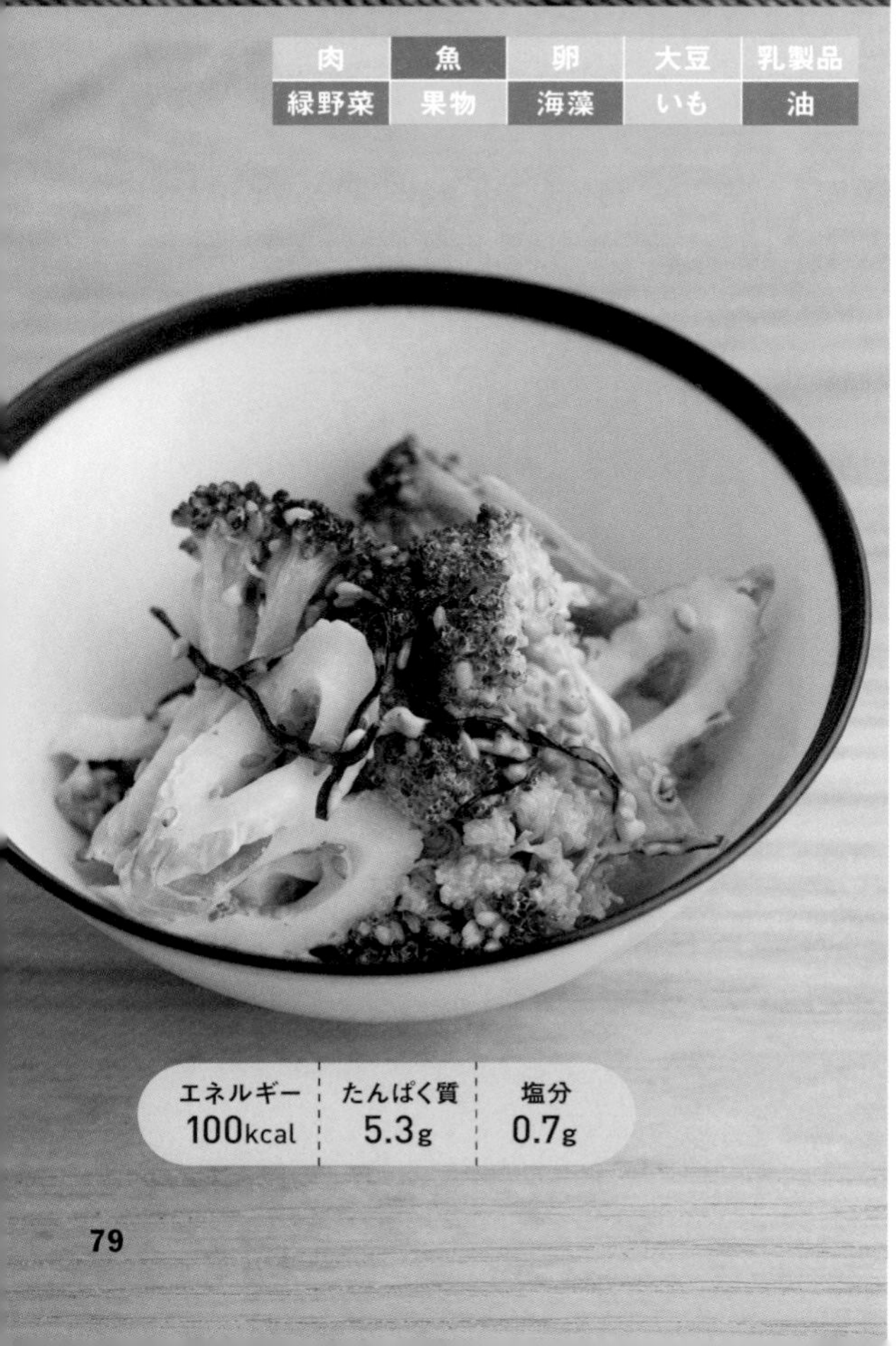

肉	魚	卵	大豆	乳製品
緑野菜	果物	海藻	いも	油

エネルギー	たんぱく質	塩分
100kcal	5.3g	0.7g

ごまの風味がおいしさを引き立てる

ブロッコリーとちくわのサラダ

冷凍食品

材料　(2人分)

ブロッコリー (冷凍)… 120g
ちくわ… 1本
マヨネーズ… 大さじ1
塩昆布… 3g
いり白ごま… 大さじ1

作り方

1 ブロッコリーは解凍する。ちくわは斜め薄切りにする。
2 **1**にマヨネーズ、塩昆布、ごまを加えてあえる。

Point

ミネラルを多く含むごまをたっぷり加えることで、栄養価が高くなり、風味も増します。緑黄色野菜、魚介類や海藻、油脂がいっぺんにとれる、すぐれものサラダです。

海藻と納豆のおいしい組み合わせ

めかぶとオクラの納豆あえ

冷凍食品

肉	魚	卵	大豆	乳製品
緑野菜	果物	海藻	いも	油

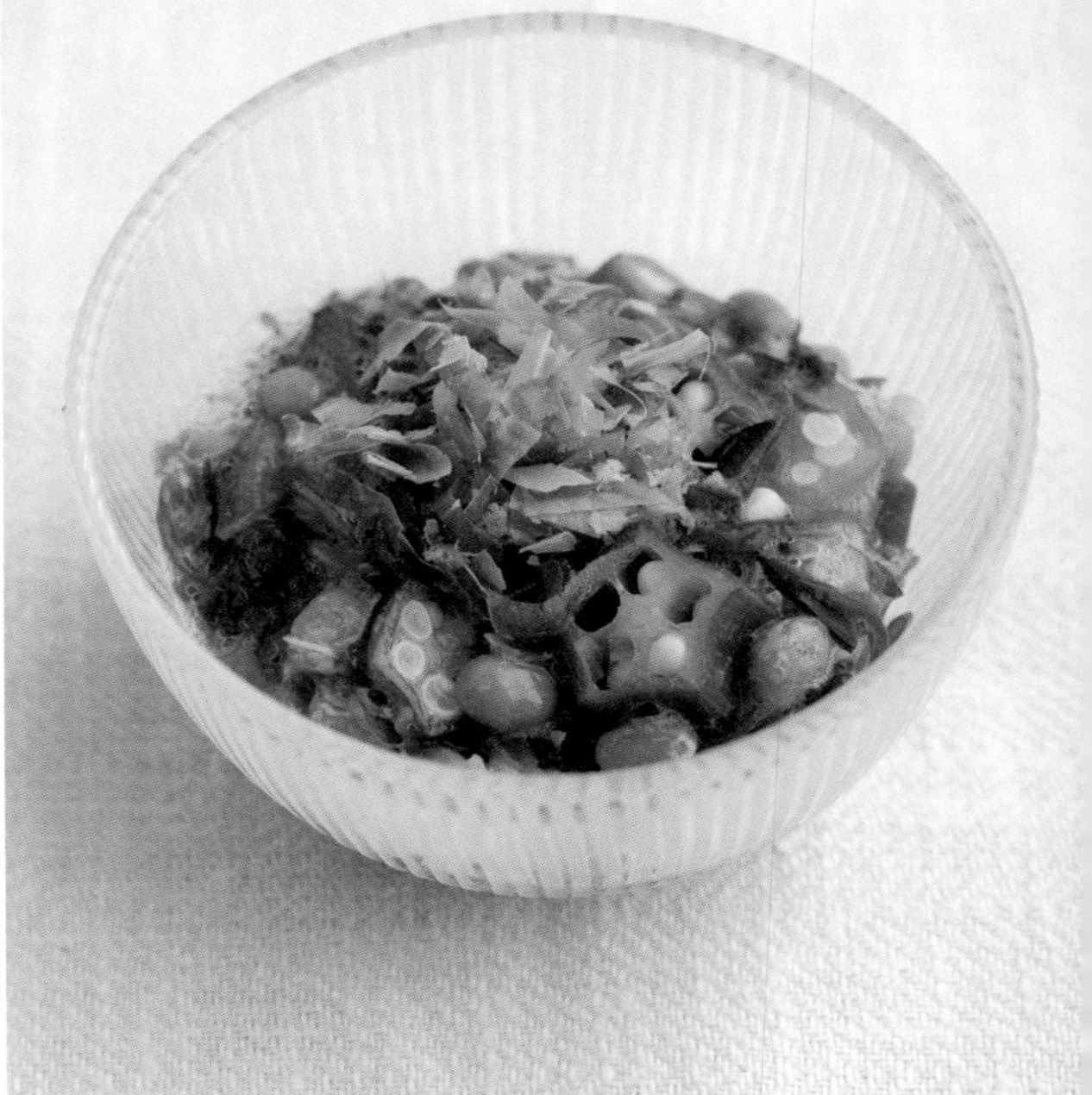

エネルギー	たんぱく質	塩分
68kcal	5.5g	0.3g

材料（2人分）

めかぶわかめ（味つき）…1パック（70g）
オクラ（冷凍・小口切り）…60g
納豆…1パック
削り節…少々

作り方

1 オクラは解凍する。
2 めかぶわかめと**1**、納豆をあえ、器に盛って削り節をかける。

Point

めかぶやオクラのネバネバは、納豆に含まれるたんぱく質が効率よく消化・吸収されるのを助けます。納豆はひきわりでもOK。

たんぱく質とカルシウムを上手にとれる

大豆とじゃこのサラダ

レトルト食品　冷凍食品

肉	魚	卵	大豆	乳製品
緑野菜	果物	海藻	いも	油

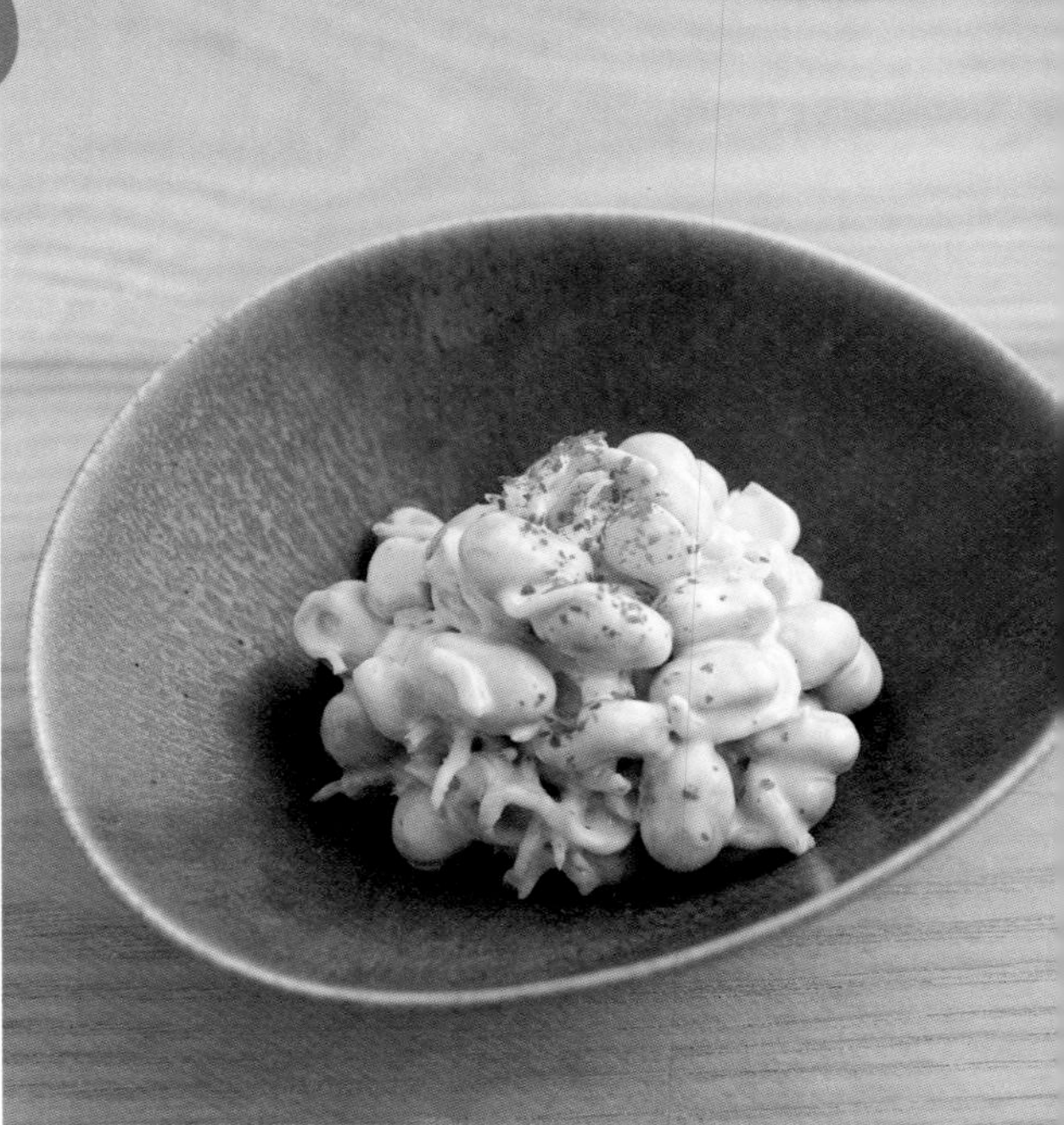

エネルギー	たんぱく質	塩分
135kcal	5.8g	0.9g

材料（2人分）

ゆで大豆（レトルト。蒸し大豆でもOK）
…1/2パック（50g）
粒コーン（冷凍）…大さじ2
ちりめんじゃこ…大さじ2
A［マヨネーズ…大さじ2
　しょうゆ…小さじ1/2
一味とうがらし…適宜

作り方

1 コーンは解凍する。
2 ボウルに大豆、**1**、ちりめんじゃこ、**A**を入れてまぜる。
3 器に盛り、好みで一味とうがらしを振る。

Point

和洋折衷の一品。かみごたえのある食材のサラダですが、マヨネーズであえると、ばらけやすい食材がまとまって食べやすくなります。

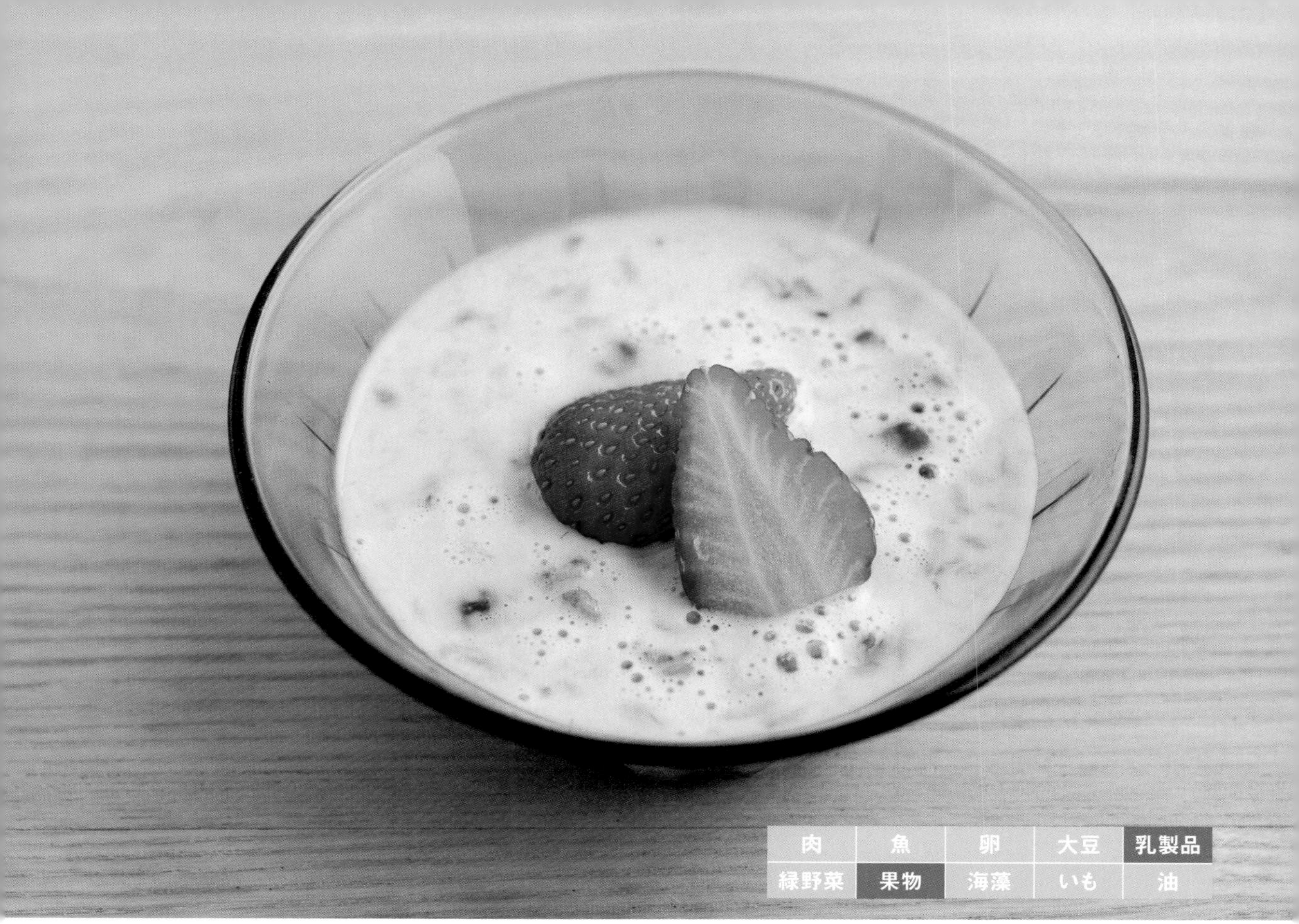

肉	魚	卵	大豆	乳製品
緑野菜	果物	海藻	いも	油

牛乳とまぜるだけの簡単スイーツ

いちごの冷やししるこ

缶詰

材料（2人分）

いちご… 9～10個

A
- つぶあん（缶詰。こしあんでもOK）…$\frac{1}{2}$缶（100g）
- 牛乳… 200mℓ

作り方

1. いちごはへたをとる。飾り用に2個とりおき、残りのいちごと**A**をポリ袋に入れて手でもみ、いちごをつぶす。
2. 冷蔵室で冷やし、器に盛る。飾り用のいちごを縦半分に切ってのせる。

エネルギー	たんぱく質	塩分
181kcal	6.0g	0.2g

Point

ちょっと和風のデザートが食べたいときに。牛乳が加わることでカルシウムが補給され、旬の果物でビタミンCの摂取にもつながる、栄養豊富なうれしいデザートです。

食物繊維とミネラルたっぷりの栄養デザート

バナナッツオートミール

肉	魚	卵	大豆	**乳製品**
緑野菜	**果物**	海藻	いも	油

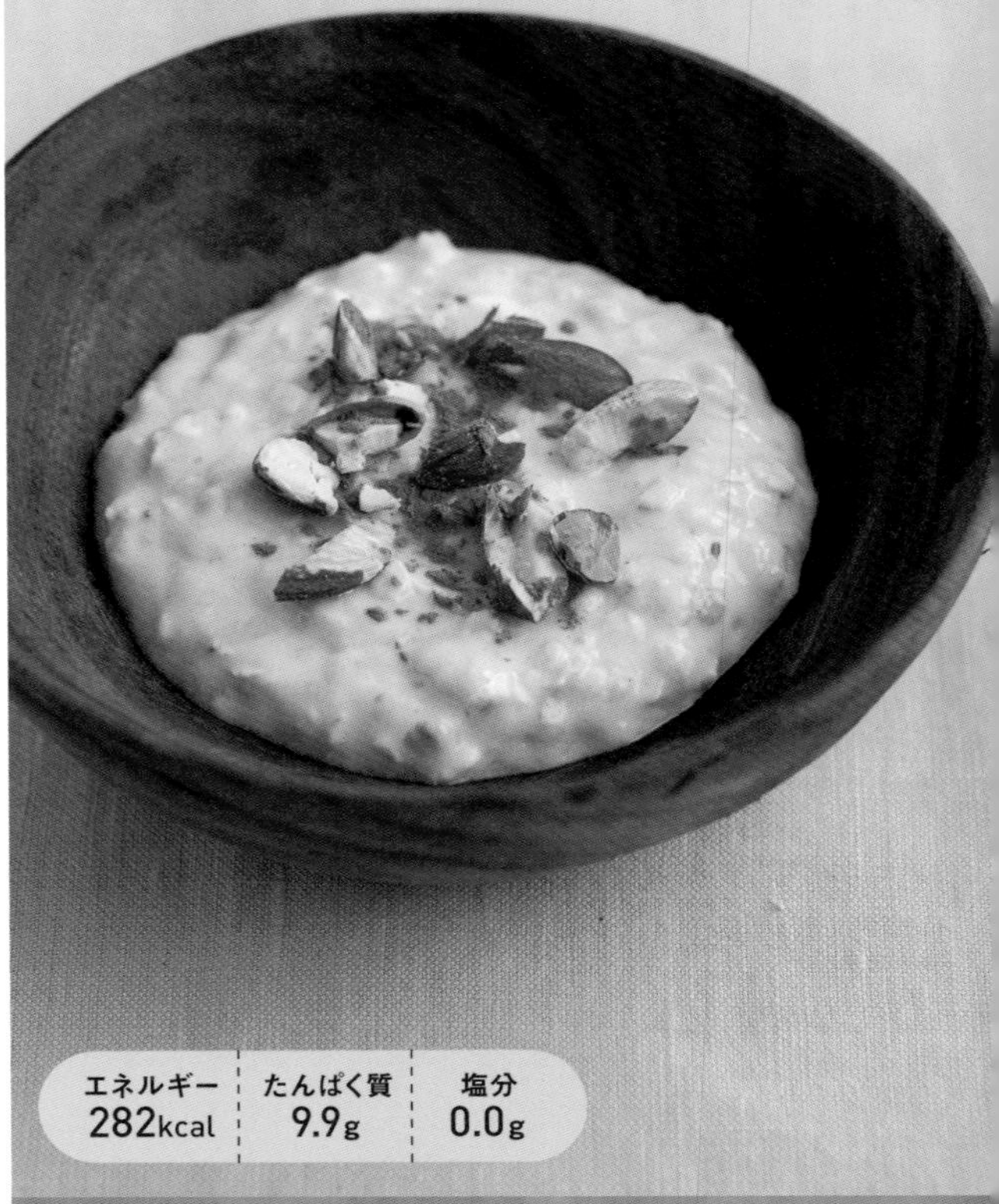

エネルギー	たんぱく質	塩分
282kcal	9.9g	0.0g

材料（2人分）

バナナ…1/2本

A
- オートミール…大さじ2
- ギリシャヨーグルト…50g
- はちみつ…大さじ1/2

ナッツ（アーモンドなど好みのもの）…適量

シナモンパウダー…適宜

作り方

1 ボウルにバナナを入れてフォークでつぶす。

2 Aを加えてよくまぜる。

3 器に盛り、くだいたナッツをのせ、好みでシナモンパウダーを振る。

Point

オートミールやバナナは食物繊維が豊富です。たんぱく質が多いギリシャヨーグルトにビタミンやミネラルが豊富なナッツ類とはちみつ、そして胃腸や冷えに強いシナモンと栄養満載デザートです。

ジャムのかわりにフルーツをのせても！

ミルクプリン

肉	魚	卵	大豆	**乳製品**
緑野菜	果物	海藻	いも	油

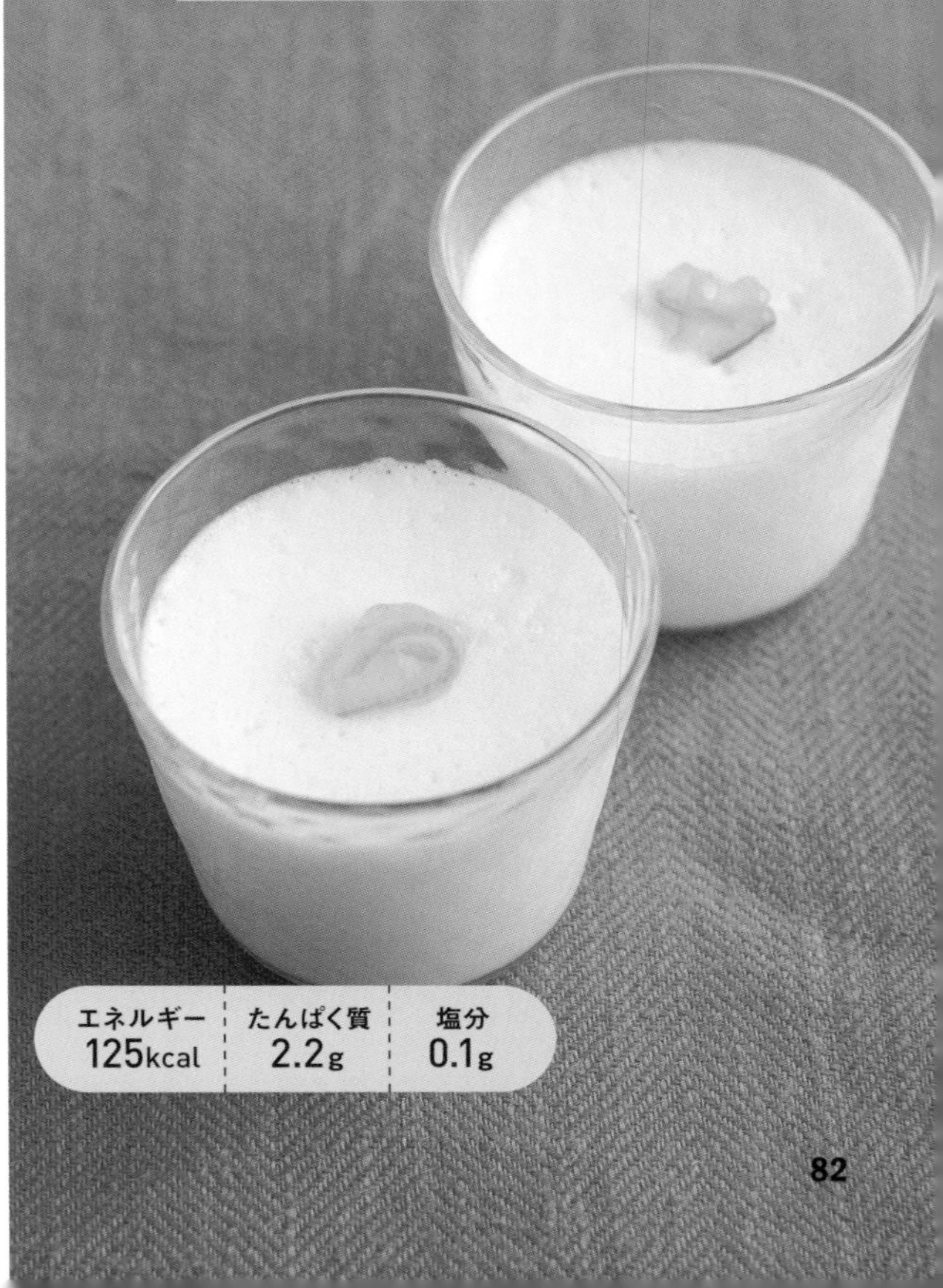

エネルギー	たんぱく質	塩分
125kcal	2.2g	0.1g

材料（2人分）

牛乳…100mℓ

マシュマロ…50g

マーマレードジャム…適宜

作り方

1 耐熱容器に牛乳とマシュマロを入れてラップをふんわりとかける。電子レンジで1分30秒加熱したあと、吹きこぼれないように様子を見ながら10秒ずつ3回加熱する。泡立て器でまぜ、マシュマロをよくとかす。

2 カップに注ぎ、冷蔵室で2時間ほど冷やし固める。

3 好みでマーマレードジャムをのせる。

Point

マシュマロにはゼラチンが含まれているので、とかしても固まります。吹きこぼれやすいので、温めるときには少し大きめの器で作るのがおすすめです。

第3章

100歳まで元気に動ける体をつくる栄養の話

ずっと元気に動き回ることができる体づくりのために、70代の方たちに覚えておいてほしい栄養のお話をしましょう。また、栄養をとることがいかに大切か、訪問栄養食事指導の現場で体験した例をいくつかご紹介します。

70代はギアチェンジの時期

70代は、これまでのメタボ予防の食事からシニアの食事に移行する時期。しっかりと意識して、これからの健康維持につなげていきましょう。

監修 **新開省二**先生

70代前半はシニアの食事への移行期

60歳くらいまでの方は、過剰なエネルギー摂取で「過栄養」が問題となることもありました。そのため、肥満症や糖尿病、脂質異常症、高血圧症などの生活習慣病予防のために、メタボ（メタボリックシンドローム）を意識した食事を心がけていたと思います。

しかし、75歳以上の後期高齢者と呼ばれる時期には、「低栄養予防をして心身ともに元気に過ごしていくための、シニアに合った栄養をとる」ことがすすめられています。

そのため、70歳前後は「生活習慣病予防の食事」から「シニアに必要な栄養がとれる食事」にシフトする大切な時期になります。

ただ、70歳前後の移行期は、「過栄養」と「低栄養」が混在するちょっと複雑な時期。病気を治す、悪化させせないことを考えながら、低栄養にもならないような食事をとることが大切になります。

やせすぎよりは「少しふっくら」を目指す！

やせている＝きれい、カッコいいというイメージは、皆さんのなかにも根強くあると思います。しかし、見た目を気にした無理なダイエットで、低栄養になってしまっては、元も子もありません。少しふっくらしているくらいを目指していただきたいのです。病気などで食事管理が必要な方以外は不要な食事制限はせず、やせすぎには注意してください。逆に太りすぎにも注意しましょう（11ページ参照）。

元気に自分らしく、はつらつと過ごしていくためには、しっかりと食事をとり、適度な

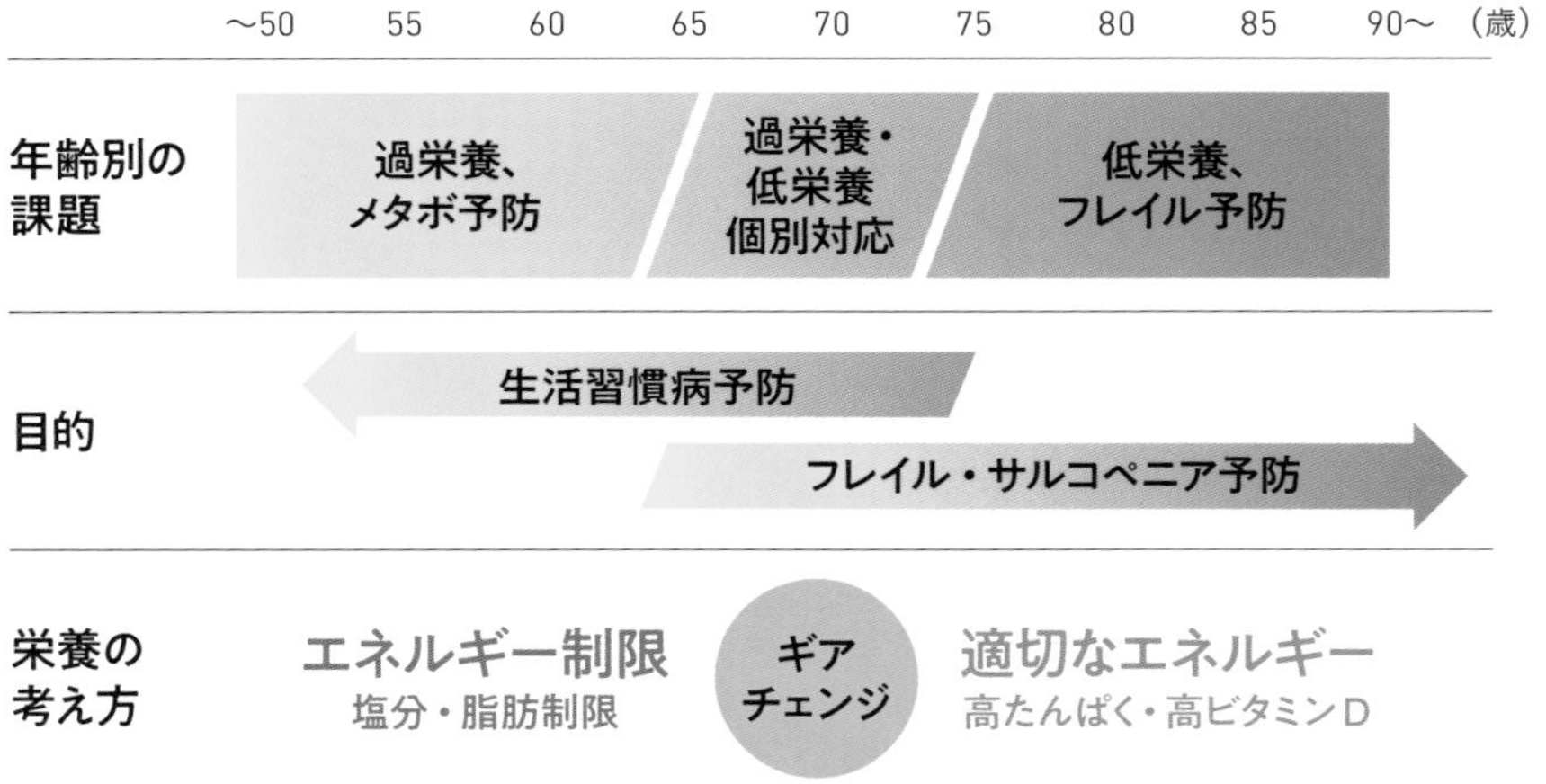

参考：日本歯科医師会「歯科診療所におけるオーラルフレイル対応マニュアル 2019年版」、医事新報 4797「高齢者の栄養管理」（葛谷雅文）p.41-47 の図 4
出典：「高齢者ケアに携わるすべての方へ 食べるにこだわるフレイル対策」（東京大学高齢社会総合研究機構・飯島勝矢）

運動をすること。また、積極的に外出して友人に会うなど、社会交流をすることも元気に過ごすカギとなります。

自分に合った食事を知っておきましょう！

70代ともなると、糖尿病や高血圧症など病気をおもちの方もいると思います。そのような病気があっても、その病気と上手につき合いながら、介護が必要な状況にならずに、自分らしく元気に過ごせるように日々暮らしたいものです。

病気にならないように、あるいは悪化しないようにと、必要以上に制限しすぎた食事をしてしまうと、低栄養になるリスクが上がってしまいます。70歳前後からは「とりすぎに注意」から「不足に注意」の食事を心がけてください。

具体的には、メタボを意識した食事は、「野菜はしっかり食べて、ほかの食品は食べすぎに注意しましょう」というものです。しかし、シニアの食事は、「肉や魚、卵、大豆製品などはしっかりと食べて、ほかの食品も不足しないように食べること」がポイントです。

老化予防のためにも、低栄養にならない食事をすることは基本中の基本です！

70代以上の年齢の家族がいる場合、今まで続けていたような、野菜たっぷりでほかの食品を控えめの食事を続けていると、自分だけではなく、家族も低栄養になってしまう場合もあります。自分、そして、家族が低栄養にならないためにも、ぜひ栄養の意識改革を！

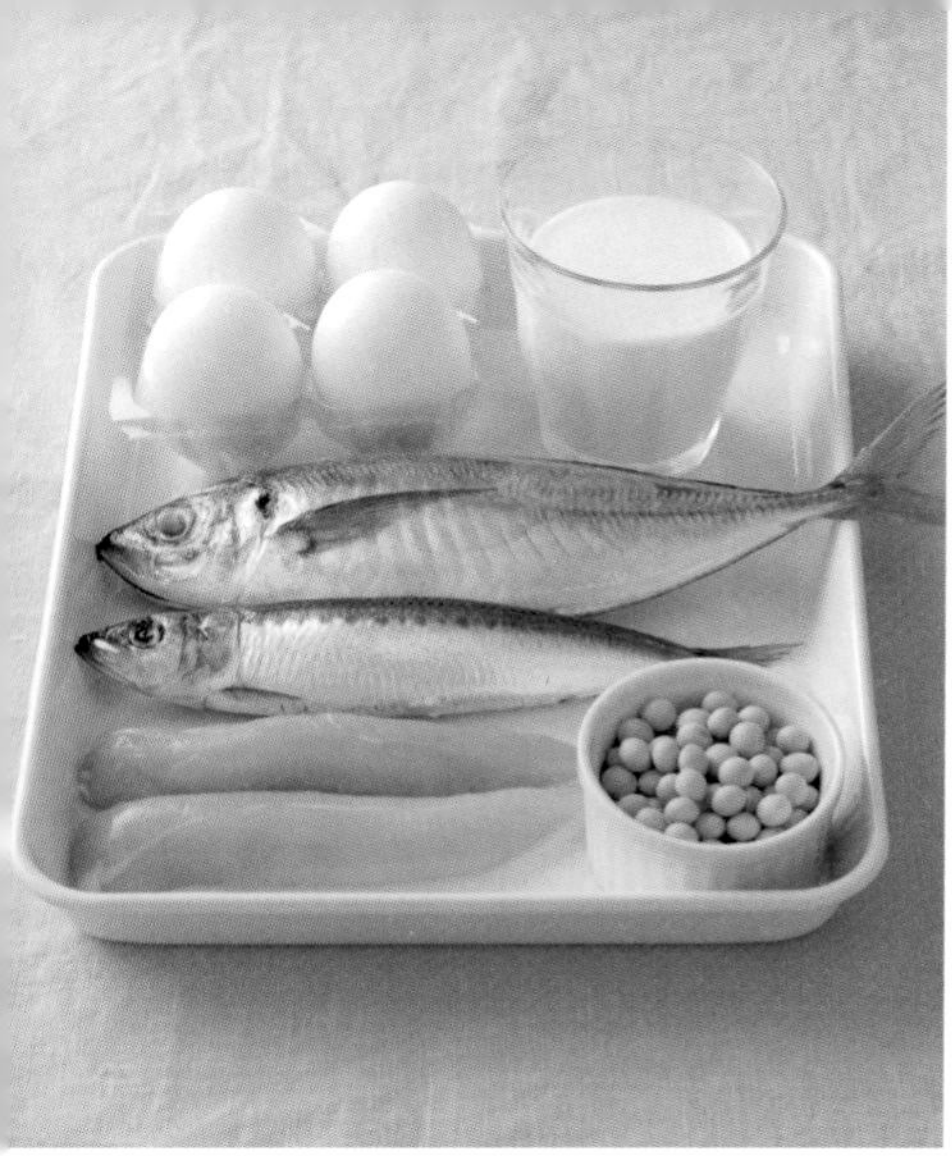

肉や魚、卵などはしっかりと食べましょう。

訪問栄養食事指導で見えてきた！

知っておきたい70代の食事の注意点①

体に絶対いいと思っていたのに気がついたら低栄養

Aさんは、娘さんと二人暮らしの女性です。栄養に気をつけて娘さんが料理しているとのことでした。Aさんは認知症がありますが、食欲もあり、よく召し上がっています。

娘さんからは「毎食野菜は多めで、できるだけ青魚中心の食事にしています。昔、コレステロール値が高いといわれたので、肉と卵は控え、料理をするときもフッ素樹脂加工のフライパンで、できるだけ油も控えているのに、どうして低栄養なのか」とお話が。

そこで、たんぱく質の多い肉、魚、卵などの主菜をしっかり食べ、油もとり入れ、野菜やほかの食品も組み合わせて食べるようアドバイスしたところ、みるみるうちに元気に！

シニアの食事に上手にシフトできると、知らないうちに低栄養になる危険も回避できます。大事な家族を守るためにも、すぐ先の未来を見すえた栄養のとり方を実践しましょう。

いつまでも歩き回れる**筋力**を

ずっと自分の足で歩き、好きなところへ行くためにちょっとした心がけを。お金は使ったら減りますが、筋肉は使うほど貯まる！70代からはもっと「貯筋」を意識しましょう。

自分の体を知り、自分に合った運動習慣を身につけましょう！

最近、玄関マットや家の中のカーペットに足が引っかかる、階段を上るのがおっくうになった、タオルをぎゅっとかたくしぼれない、信号が青のうちに道を渡りきれない、など心当たりはありませんか？ もしかすると、筋肉や骨、関節などが衰えてきているサインかもしれません。

個人差はありますが、成人の筋肉量は体重のおよそ40%。しかし、年とともに筋肉量は低下し、70歳になるころには、男女ともに20歳のときの筋肉量とくらべて30%の低下がみられるといわれています。

筋肉量が減らないように、日々、体を動かすことが大切になりますが、まずは料理、掃除、洗濯などの家事をしっかり行い、体を動

指輪っかテスト

輪っかよりもふくらはぎが細いと注意！

指輪っかテストは、ふくらはぎのいちばん太いところを囲み、筋肉量の減少をチェックする簡易的な方法です。

椅子に座って前かがみになり、ひざが90度になる状態でふくらはぎのいちばん太いところを、力を入れずに囲みます。できれば、きき足ではないほうの足で。必ずズボンの裾をめくり上げて、靴下も下げ、素肌の上から測るのがポイントです。さっそくチェックしましょう！

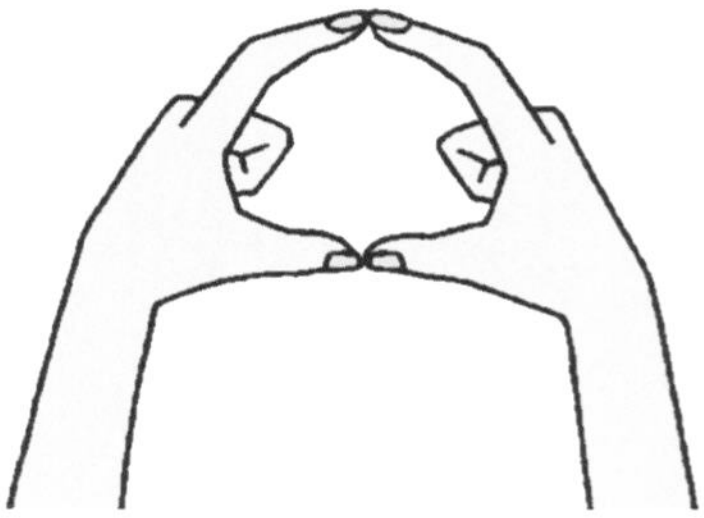

両手の親指と人さし指で輪をつくり、ふくらはぎのいちばん太いところを囲みます。指の輪よりもふくらはぎが細すぎて「すき間ができる」人は、筋肉量が減って筋力が低下している可能性があり、要注意です！

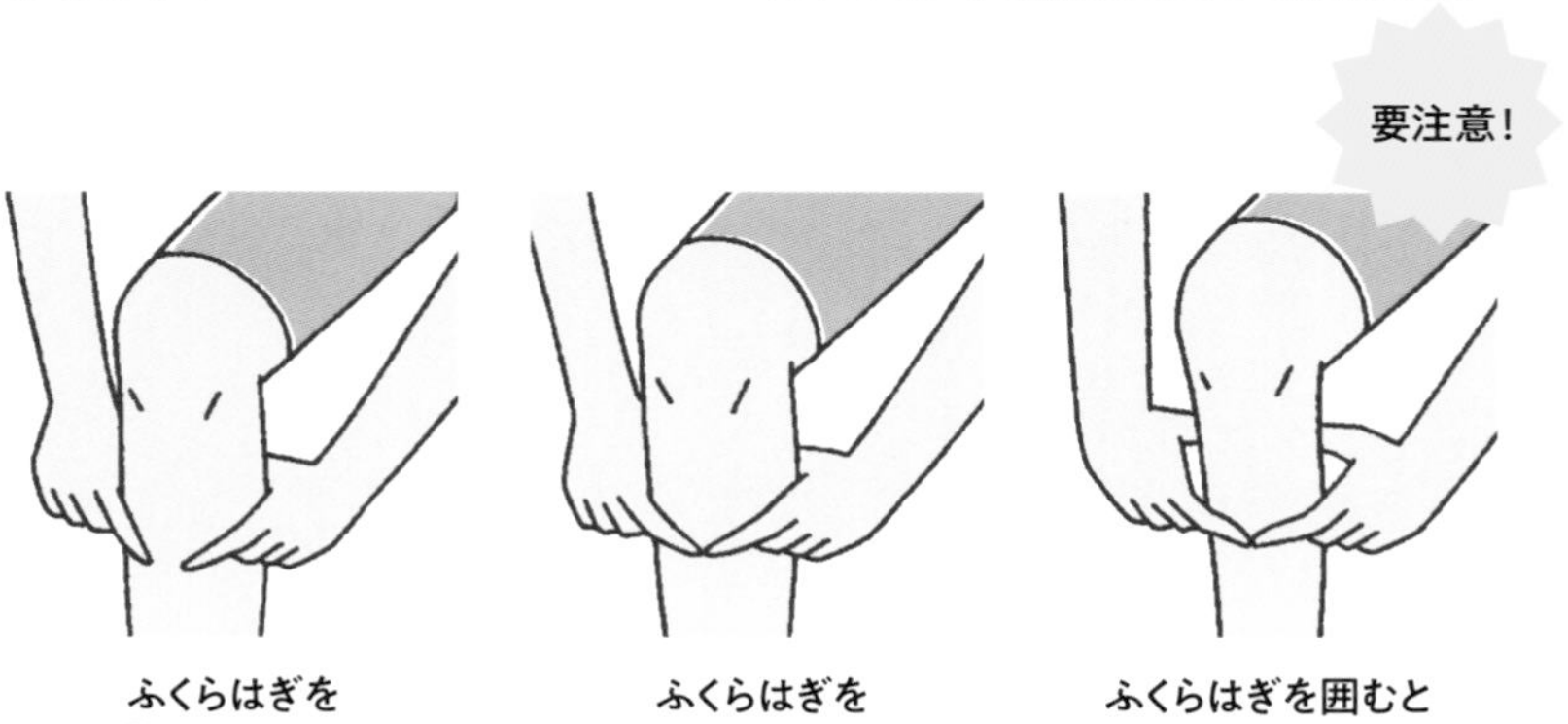

ふくらはぎを「囲めない」

ふくらはぎを「ちょうど囲める」

ふくらはぎを囲むと「すき間ができる」

参考：Tanaka T et al. Geriatr Gerontol Int 2018; 18(2): 224-232

かすことを心がけましょう。また、運動習慣がある方は、そのまま継続してください。

しかし、一人では運動が長続きしない方も多いと思います。そのような方におすすめなのが、ジムや地域で行われている筋力アップ教室への参加です。地域の教室は、市区町村の広報紙や地域包括支援センターなどでも情報は得られます。仲間といっしょに、楽しく運動をすることが継続のコツです。

筋肉をつけるには まずは栄養をとること

筋肉をつけるために大切なのが、食事からとる栄養です。いろいろな栄養素とともに、たんぱく質は、筋肉をつけるだけではなく維持していくために年齢にかかわらず特に大切な栄養素となります。

1日に必要なエネルギー量は、自立して活動をしている男性の65~74歳で2400kcal、75歳以上で2100kcal、女性の65~74歳で1850kcal、75歳以上で1650kcalが目標となります。1日のたんぱく質量は、男性で60g、女性で50gとることが推奨されています。次のように自分の体重から、1日の目安量を計算することもできます。

1日 1.0~1.2g×体重(kg)

例えば体重が50kgの人は、1日50~60gのたんぱく質が目安量です（腎臓病など持病のある方は、医師の指示に従ってください）。

また、ビタミンDもしっかりとりたい栄養素です。カルシウムの吸収に作用して骨をつくるほか、筋肉をつける働きもあります。魚介類やきのこ類などに豊富に含まれますが、日光を浴びると体内でつくられるので、適度な日光浴も必要です。

最近、筋肉量や筋力アップに注目されているのが、ビタミンCとMCTオイル。ビタミンCは旬の果物や野菜からとりましょう。MCTオイルはスーパーなどで購入できますので、とり入れてみるのもいいでしょう。

訪問栄養食事指導で見えてきた！

知っておきたい70代の食事の注意点②

リハビリや運動を頑張っているのに 筋力や体力が戻らない！

Bさんは一人暮らしの男性です。退院したばかりで、3カ月の入院中に体重が5kgほど減って、体力がずいぶん落ちていました。昔のような自立した生活ができるように1日も早く筋力をつけたいと、運動やリハビリを頑張っていましたが、体重も増えず体力もなかなか戻らないと悩んでいました。料理をするのも大変で、食事はおかゆと焼き魚、漬け物、みそ汁で簡単に食べているとのこと。

料理の負担が大きいわりに必要な栄養がとれていないため、総菜や冷凍食品、缶詰など、市販品を活用するアドバイスをしました。上手に栄養をとりつつ、リハビリや運動を続けた結果、徐々に体重も増え、体力も戻り、バスに乗って大好きな図書館へ行けるまでに。

この例のように、いつまでも歩き続けることができる体を保つポイントは、「運動と栄養はセット！」を心がけることです。

必要な栄養を効率よくとるためのコツ

食事の用意が負担になったときや食欲がないときでも効率よく、上手に手軽に栄養がとれる工夫を身につけましょう。

いろいろな食品をとることで組み合わせの相乗効果が！

これまでも、いろいろな食品を食べることをおすすめしてきましたので、たくさんの食品からさまざまな栄養素をとることが大切だということはおわかりかと思います。

しかし、もう一つ大切なことがあるのです。それは、それぞれの食品を単品で食べるよりも組み合わせて食べることで、効率よく栄養素の吸収を高めることができるということ。

例えば、玉ねぎに多く含まれている「硫化アリル」はビタミンB_1の吸収を高める働きがあることで知られています。ビタミンB_1の多い豚肉と玉ねぎをいっしょにとることで、ビタミンB_1の吸収が高まり、疲労回復が期待できます。

また、下にあげた例のような、カルシウムとビタミンDを組み合わせて食べるのも、骨粗しょう症などの予防にはとても重要です。

このような組み合わせは、数え切れないくらいありますので、すべて頭に入れることは至難のわざ！ だからこそ、いろいろな食品をいっしょにとることが、とても大切になるのです。

消化吸収のために腸内環境をととのえて

また、忘れてはならないのが、腸内環境のこと。腸がきちんと働くことが、消化吸収に大切です。

腸内環境をととのえるためには、食物繊維や発酵食品、オリゴ糖などを、意識して食事にとり入れるのがおすすめです。便秘しがちな方は、適度な運動とともに、これらの食品をとり入れてみてください。

カルシウムアップでコツコツ骨貯金を！

カルシウム＋ビタミンD

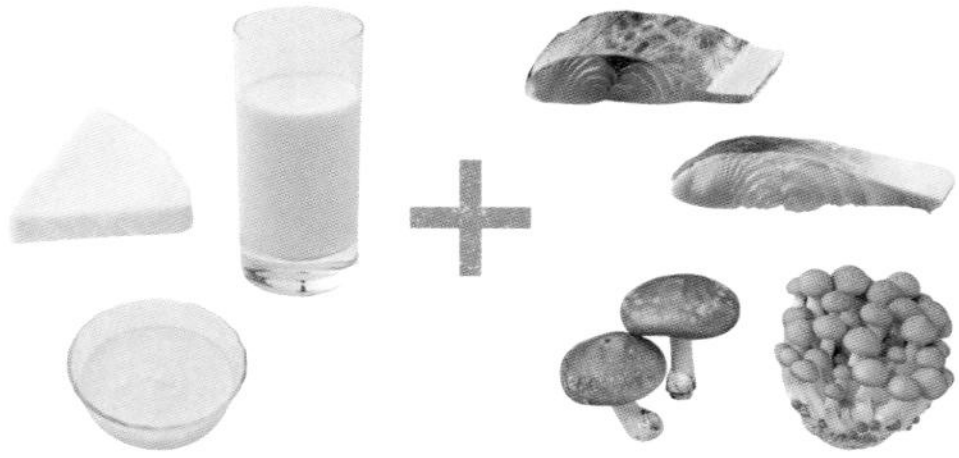

カルシウムの多い食品例
牛乳、チーズ、ヨーグルトなどの乳製品など

ビタミンDの多い食品例
魚介類やきのこ類など

骨密度をしっかり保つための栄養のとり方として、「カルシウム＋ビタミンD」を覚えて、ちょっとのことでは骨折しない体を目指しましょう。鮭にチーズやきのこを組み合わせた料理は、カルシウムの吸収を高めます（36ページ参照）。

きちんと栄養をとることができないときは…

食事は毎日3回のことなので、負担に感じることもあると思います。10の食品群で考えると、「食べられなかった食品は、明日食べたらいい」というふうに考えて、心の負担にならないように続けていきましょう。3日かけて帳尻を合わせてもOKです。ただ、7つの食品群よりは少なくならないように、注意が必要です。

また、例えば焼き魚はコンロを汚すから焼きたくない、揚げ物は大変だから家では作らない、という方も多いと思います。ぜひ、外食や総菜を活用してください。外食ができる環境に住んでいる方は、上手に利用して負担を減らしましょう！

食が細いときには上手に栄養を補いましょう！

疲れてしまって食欲がないときや、体調がすぐれないとき、食が細くなったと感じるときは、スーパーやドラッグストアなどで購入できる栄養素が強化された食品や、ドリンクやゼリータイプの「栄養補助食品」なども上手に活用して、栄養不足にならないように早めに手を打ちましょう。

最近では、たんぱく質やビタミン、ミネラル、食物繊維などを強化した食品も見かけるようになりました。

長期にわたって食べられず、体重減少などがみられたときには、「経腸栄養剤」を処方してもらい、活用するのも一つの手です。そういう状態になった場合は、かかりつけ医に相談してみましょう。

食べられないことを放っておくのがいちばん危険です。皆さんの体を守るために、このような知識も頭に入れておいてください。

さらに、これを食べると体にいい！というような情報に振り回されず、いろいろな食品を食べてほしいと思います。

訪問栄養食事指導で見えてきた！

知っておきたい70代の食事の注意点③

「食欲がない、食事量が減った」をそのままにしておくのは要注意！

Cさんは、同年代の妻と二人暮らし。妻が日々の食事を作っていますが、最近食欲がなく、体重が減り、低栄養と言われたとのこと。

奥さんにお話をうかがうと、「たくさん料理をこしらえても、ちょっとしか食べなくて、栄養がとれないし心配している」とのこと。

そこで、一度にたくさんの量が食べられないCさんの状況を考え、少量で栄養がとれる調理の工夫と、食事でとれない分の栄養は、Cさんの好みに合ったコーヒー味などの栄養補助食品で補うようアドバイスしました。

少量で栄養がとれる食事と、栄養補助食品とで、奥さんの心配も減り、Cさんもたくさん食べなくてはいけないというストレスから解放されました。徐々に体重が増加して、低栄養も改善し、二人に笑顔が戻っています。

食事が思うようにとれなくなったときには、そのままにしないこと！ これが大切ですね。

塩分のとりすぎには注意しよう

**シニア世代の方は、塩分をとりすぎても
とらなすぎてもよくありません！
減塩食より自分に合った「適塩食」を目指しましょう！**

高血圧予防のため減塩がすすめられています

皆さんも、よく「減塩」の言葉を聞くと思いますが、日本では成人の3人に1人、高齢者の3人に2人が高血圧と診断されているといわれます。高血圧になると脳卒中や心臓病などにつながりやすいため、高血圧の予防、治療、そして減塩習慣は若いときから心がけることがすすめられています。

食塩摂取の目標量は、成人1日当たり男性7・5g未満、女性6・5g未満とされていますが、実際には、男性では11g、女性では9g程度とっていると報告されています。

塩分量が少なすぎも問題です！

実は塩分が少なすぎると、「低ナトリウム血症」になるリスクがあります。低ナトリウム血症になると、頭痛やだるさが出たり、頭がぼーっとしたり、食欲が低下したりします。しかし、普通に食事をしているなら、まず欠乏症の心配はありません。ぜひ、適塩を。

ただ、夏場でたくさん汗をかいたときや、風邪などで高熱を出したときには、水分だけでなく適度な塩分も補給することをお忘れなく！

塩分を減らすコツ！

選ぶときのひと工夫

- 減塩調味料や食品を上手に活用
- 加工食品の食塩量に気をつける
- 外食やお弁当の栄養成分表示で塩分を確認する

作るときのひと工夫

- 汁物は具だくさんに
- だしや酸味を上手に活用
- 香りや辛みを使って味にアクセントを
- 料理のなかで薄味と濃い味のメリハリをつける

食べるときのひと工夫

- めん類の汁は全部飲まない
- 調味料は「かける」よりも「つける」

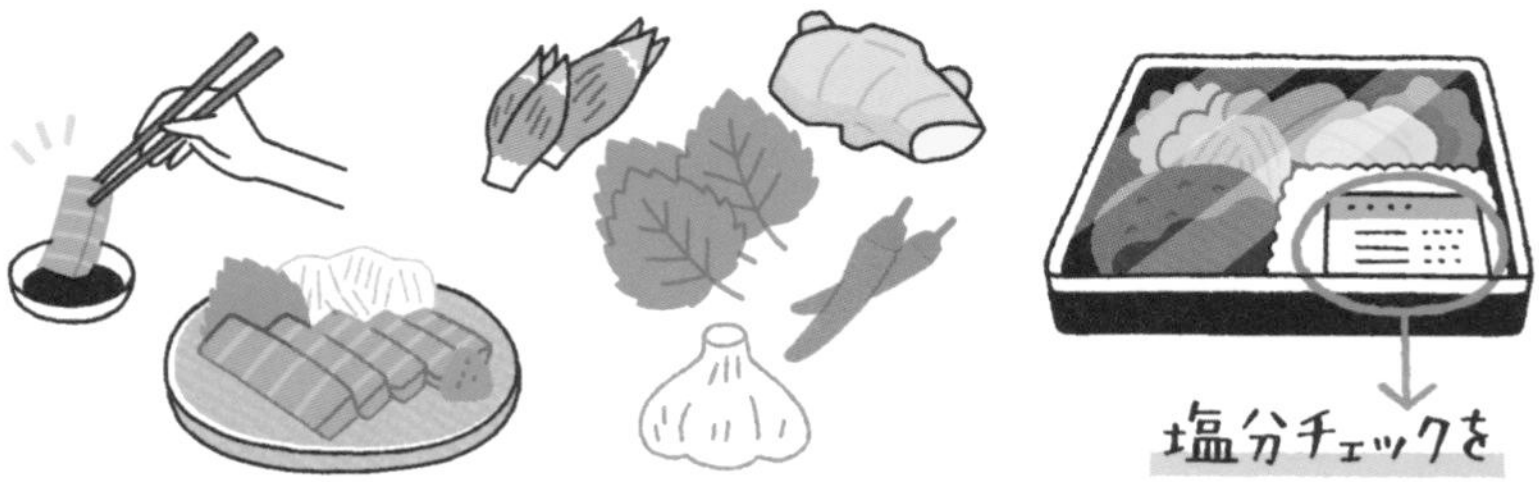

上手においしく減塩するには

一般的に「和食＝健康食」のイメージがあると思いますが、一つだけ残念なのが和食は塩分が多くなりがちです。和食の定番の干物に漬け物、みそ汁などは、野菜や発酵食品を使って健康的ですが、塩分は多くなります。そのため、減塩の調味料や食品を活用する、定食スタイルの場合、1品を冷やしトマトなどの塩を使わないメニューにして味のメリハリをつけるなど、減塩対策が必要です。

日本では、和食だけではなく世界中の料理も身近にあります。いろいろな料理のいいとこどりをしながらの減塩もおすすめです。

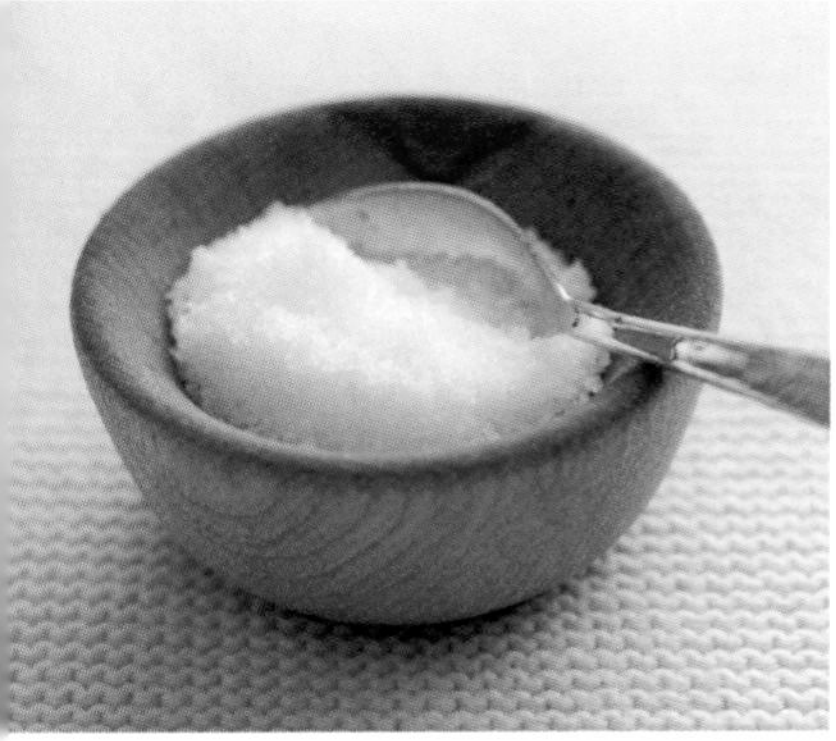

献立は味にメリハリをつけて、塩分量を減らしましょう。

例えば、イタリアンのトマト料理。塩分の排出を助けるカリウムが多く含まれているトマトに、バジルなどのハーブをふんだんに使った料理は、香りがよく、塩分は控えめでもおいしく食べることができます。

毎日の食卓に「NEW（乳）和食」を

乳和食は、みそやしょうゆなどの伝統的調味料に、「コク」や「うまみ」のある牛乳を組み合わせた料理。食材本来の風味や特徴を損なわずに、減塩してもおいしく和食を食べられる調理法です。本書の「具だくさんミルク豚汁（61ページ）」はまさに乳和食になりますので、ぜひ作ってみてください。ほかにも、肉じゃがや切り干し大根などに幅広くとり入れて、オリジナルの乳和食を楽しんでみてはいかがでしょうか？

訪問栄養食事指導で見えてきた！

知っておきたい70代の食事の注意点④

味が薄いのは好きじゃない。おいしく減塩できる方法は？

Dさんは息子さんと二人暮らしの女性です。今まで健康などは気にせず食べてきましたが、血圧が高くなり、足がむくんできたため、医師から減塩をすすめられたとのこと。

そこで市販の合わせ調味料やパスタソースなどは、塩分が比較的少ないものが多くあるので試してみることに。焼き肉のたれで肉野菜いためを作ったところ、「薄味と感じなくておいしく食べられた」と報告がありました。

いろいろな料理を食べつつ、楽しみながら減塩に慣れてもらいました。ほかにも、食べ合わせや減塩の工夫などをアドバイス。そうしているうちに、Dさんが作る料理は食材の香りなどを生かし、食べ合わせを考えたものになり、血圧もほぼ正常値に！

減塩の料理はおいしくないイメージがありますが、元気に健康でいるために、ちょっとした工夫でおいしい減塩を始めましょう！

家族や仲間といっしょに「食べる」をもっと楽しもう

だれかといっしょに食事をとることは、心身ともにメリットがたくさん！　みんなとの食事の準備に便利なお助けグッズもご紹介します。

だれかと食べることでさまざまなメリットが

「共食（きょうしょく）」という言葉をご存じですか。読んで字のごとく、「だれかと食事を共にする」ということです。

一人では、食べるものがワンパターンになりがちですが、だれかと食事をすることで、いつもとは違うものを食べたり、楽しくおしゃべりしながら、いつもより食が進んだりするのではないでしょうか。

内閣府が行った「共食」の調査結果（下図参照）では、ほとんどの人が多くのメリットを感じているという結果となりました。

最も多くあげられたのは「会話やコミュニケーションが増えること」で、次に「食事が楽しく感じられること」という回答がありました。

そして年齢別では、70歳以上で「知識・話題が増えること」という回答が、ほかの世代にくらべて多くみられました。

一人で食べることが習慣化していると、だれかとともに食事をすること自体、おっくうになってしまっているかもしれません。しかし、「共食」のメリットはたくさんありますので、ぜひ、家族、友人などに声がけして共食の機会を増やしてみてください。

「共食」のメリット（複数回答）

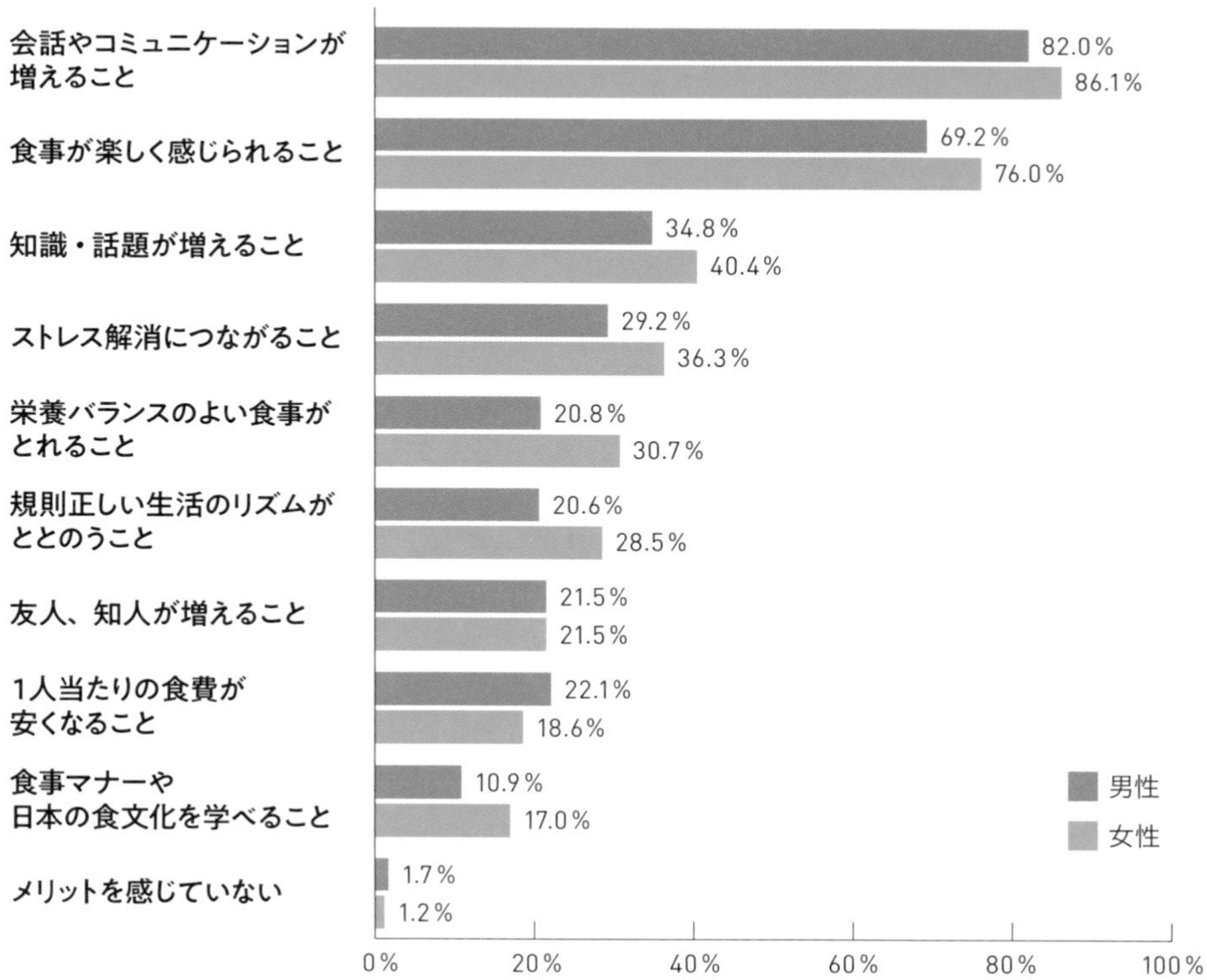

＊調査対象者は全国の18歳以上の男女3000人。
参考：内閣府 令和2年度「食生活に関する世論調査 共食のメリット」

あると便利なキッチングッズ

**スムーズに調理ができるように
シニアにおすすめの便利グッズを活用しましょう。**

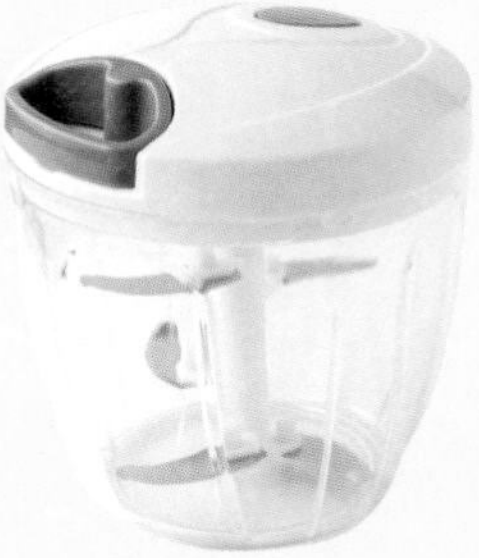

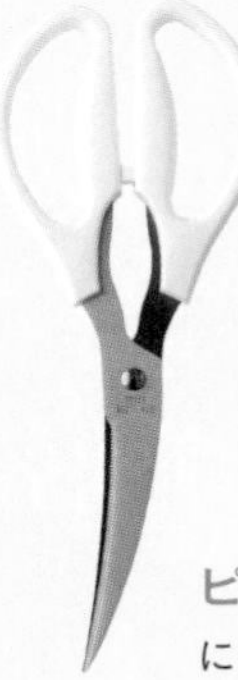

にらなどの食材をカット

にらや細ねぎなどはキッチンばさみで切るとラク。カーブした刃でいろいろな食材をラクにカット。

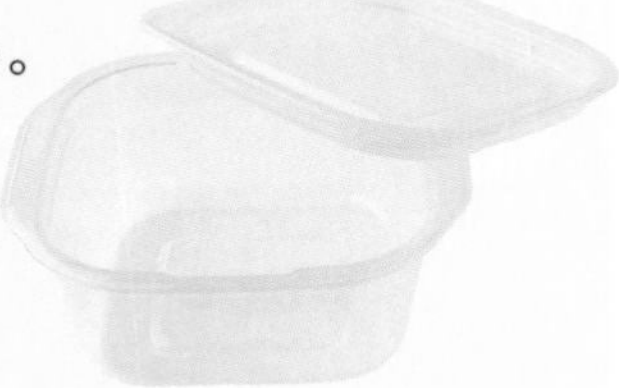

あけやすい保存容器

ふたをあけやすいだけでなく、ふたに溝がなくて洗いやすい保存容器が便利。

ラクラクみじん切り！

材料を入れてハンドルを引くとカッターが回転。何度か引いているうちに、みじん切りに。

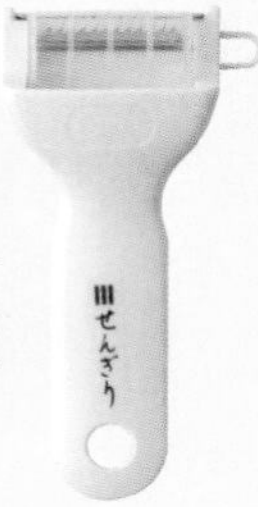

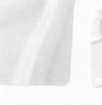

ピーラーでせん切り

にんじんや大根などのせん切りをするのが面倒なときは、せん切り用のピーラーを使って。

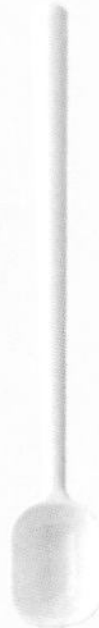

柄の長い計量スプーン

深めのびんでも柄が長ければ、スムーズに計量できます。

いろいろ使えるシリコーンラップ

滑り止めにも、びんのふたをあけるときにも、ラップがわりに電子レンジでも使えます。

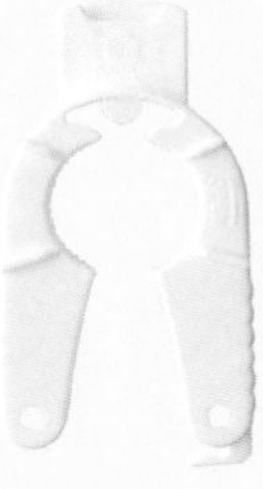

ボトル&プルトップオープナー

ペットボトルのふたをあけにくいときや、缶詰のプルトップを起こすときなど、手にうまく力が入らないときに。

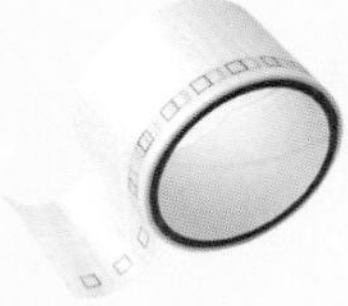

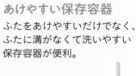

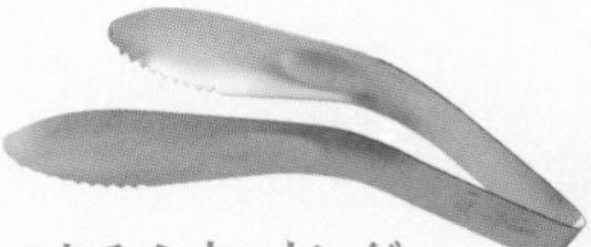

つかみやすいトング

菜箸を使うより、トングを使ったほうが材料や料理をつかみやすい！

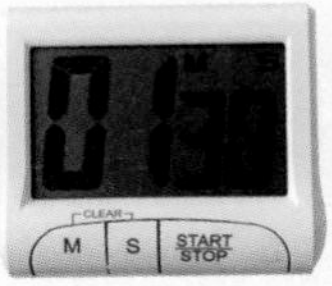

使いやすいキッチンタイマー

マグネットでつけられて、かけても立てても挟んでも使えて、表示される数字が大きくて便利。火を使うとき、うっかり忘れを防ぐためにも活用しましょう。

書き込みやすいマスキングテープ

日付や食材、料理名を書いて保存容器に。いつのものだったかを忘れるのを防ぎ、無駄もなくなります。

手早く調理するために便利グッズの活用を

「共食」をおすすめしましたが、だれかを自宅に招いたときに、パパッと食事の準備ができるといいですよね。時短になり、調理の手間が省けるグッズが１００円ショップでも手に入りますので、活用してみてください。

　また、手の力が弱くなった、こまかい作業が苦手になってきたと感じる方も多いと思います。ペットボトルやびんのふたをあけづらくなった場合は、シリコーンラップやボトル&プルトップオープナーを、菜箸が使いづらいならトングを使ってみるといいでしょう。洗いやすい保存容器もおすすめです。最近では、ふたの内側の溝がない、洗いやすく清潔に使えるものが出ています。

　そして、うっかり忘れをしがちな方は、キッチンタイマーの活用を。危険を回避しながらおいしい料理を仕上げることができます。

　時間があるときに、大きめの１００円ショップをのぞいて、自分が使いやすいものを探してみるのも楽しいですよ。

おわりに

まず、私自身のことを少し書かせていただきます。私は、フリーランスとして活動している管理栄養士です。主な仕事としては、在宅で療養されていて通院が困難な方への訪問栄養食事指導を行っています。あまりなじみのない仕事かと思いますが、在宅で療養されている方を訪問して、日常で困っている食事や栄養についてアドバイスさせていただく仕事です。「栄養指導」というと、食べることをキチキチ管理されるイメージかもしれませんが、まったくそのようなことではなく、できるだけ好きなものをおいしく食べながら元気に過ごしていただくお手伝い、というイメージをもっていただけるとうれしいです。

また、地域の皆さんに、介護予防を中心とした栄養面からのお手伝いもさせていただいています。具体的には、地域の集会所などで栄養についての教室を担当するなど、さまざまな方たちと連携しながら、皆さんの健康や元気を栄養面から支えていくための活動をしています。

今回、ご縁があって初めて本を書かせていただきました。第一弾がレシピ本ということになりましたが、私は食べることも料理をすることも大好きなので、皆さんに楽しみながら栄養をとっていただき、そして手間なく、この便利な時代を大いに活用したレシピをお届けできたらと、今までの経験をもとに一生懸命考えてみました。

私自身、和食だけではなく、いろいろな地域や世界の料理も楽しむタイプなので、レシピを見て、「あれ？ なんだか、ごはんとみそ汁に合いそうな料理だけじゃないぞ」と感じたかもしれません。まさに、ヨネヤマワールドのレシピとなっていますので、いろいろな料理をこの機会に楽しんでいただけたらと思っています。

在宅療養されている方のなかには、「ワインに合う料理で栄養がとりたい」とか「ハーブやスパイスをたくさん使った料理が食べたい」などと希望する方もいらっしゃって、一般にイメージするような「高齢者」とは大きく変わってきていると感じています。というのも、高齢者＝和食が好き、というイメージがひとり歩きしていて、実は今のシニアの皆さんは、いろいろな食を楽しんできた世代なんですね。これからもぜひ、「食べる」を楽しんでいただきたいです。そして、いっしょにおいしいものを食べて元気に過ごしましょう！


最後になりますが、お忙しいなか快くご協力くださった、新開省二先生、菊谷武先生に心より感謝申し上げます。また、背中を押し、こまやかにサポートしてくれた管理栄養士の加藤知子さんに心より感謝です。

最後までお読みいただきありがとうございました！ この本が皆さんの「おいしい栄養」の一助となりましたら幸いです。

管理栄養士　米山久美子

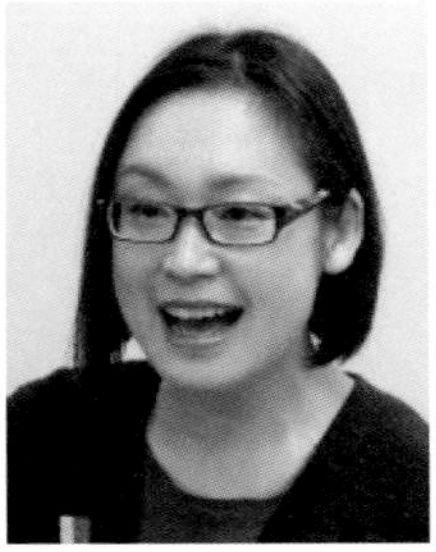

著者

米山久美子（よねやま くみこ）

機能強化型認定栄養ケア・ステーションeatcoco（イートココ）代表。管理栄養士。相模女子大学短期大学部食物栄養学科卒業。東京医療保健大学大学院医療保健学研究科医療栄養学領域修士課程修了。病院、高齢者施設などで管理栄養士業務を経験。その後フリーランスの管理栄養士として活動し、2010年から「地域栄養サポート自由が丘」で訪問栄養食事指導を開始。2018年から「認定栄養ケア・ステーションeatcoco」代表、2022年から慶應義塾大学看護医療学部非常勤講師などを務める。国内外の学会等において地域における栄養支援や、訪問栄養食事指導についての発表や、後進の育成も積極的に行っている。趣味は、型にはまらない料理を作り、おいしいものを食べること。

認定在宅訪問管理栄養士。在宅栄養専門管理栄養士。フレイルサポート栄養士。

日本在宅栄養管理学会 関東・甲信越ブロック東京都副支部長・理事

HP https://www.eatcoco.tokyo/

instagram @eatcoco_tokyo

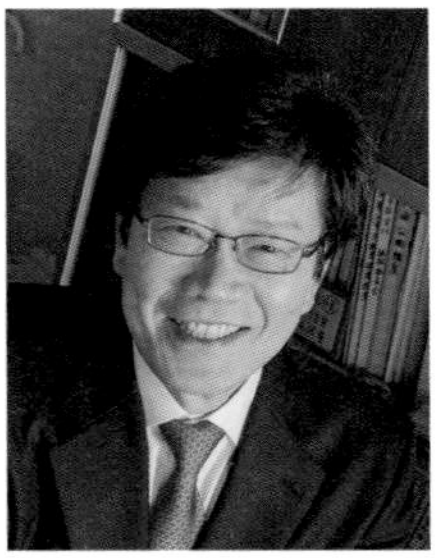

監修

新開省二（しんかい しょうじ）

女子栄養大学栄養学部教授。医師・医学博士。

1984年愛媛大学大学院医学研究科博士課程修了。愛媛大学医学部助教授を経て、1998年より東京都老人総合研究所（現・東京都健康長寿医療センター研究所）勤務、2015年副所長に就任。2020年より現職。専門は老年学、公衆衛生学。日本老年医学会、日本老年社会科学会など各種学会理事、厚生労働省「健康日本21（第二次）策定専門委員会」委員などを歴任。著書に『60歳を超えたら「やせるな危険」』（PHP研究所）などがある。

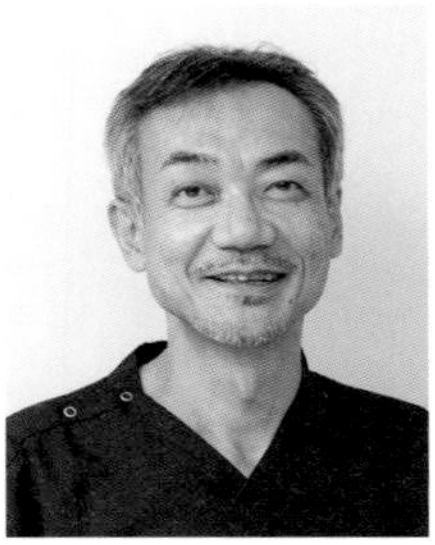

監修

菊谷 武（きくたに たけし）

日本歯科大学教授。口腔リハビリテーション多摩クリニック院長。歯学博士。

1988年日本歯科大学歯学部卒業後、2001年より日本歯科大学附属病院 口腔介護・リハビリテーションセンターでセンター長を務め、2010年同大学院生命歯学研究科臨床口腔機能学教授に就任。2012年より現職。専門は、摂食・えん下に対するリハビリテーション。生きるため、しあわせのための器官である「くち」を守るために開設した同クリニックで、外来診療や訪問診療などに力を注いでいる。

70代《だい》は低栄養《ていえいよう》を防《ふせ》ぐが勝《か》ち!

シニアの手間《てま》なし 栄養《えいよう》ごはん

2023年7月31日　第1刷発行

著　者　米山久美子《よねやまくみこ》

発行者　平野健一

発行所　株式会社主婦の友社
〒141-0021
東京都品川区上大崎3-1-1
目黒セントラルスクエア
電話　03-5280-7537（内容・不良品等のお問い合わせ）
049-259-1236（販売）

印刷所　大日本印刷株式会社

ISBN978-4-07-455166-8

■ 本のご注文は、お近くの書店または
主婦の友社コールセンター（電話 0120-916-892）まで。
＊お問い合わせ受付時間 月～金（祝日を除く）10：00～16：00
＊個人のお客さまからのよくある質問のご案内 https://shufunotomo.co.jp/faq/